PROCESAMIENTO CITOLÓGICO Y TISULAR

Este código QR te va a remitir a www.aranformacion.es, nuestra página web, donde podrás encontrar contenidos relacionados con la Formación Profesional de Grado Medio y Grado Superior. También cuenta con diversas áreas de interés y posibles alternativas a los vídeos que aparecen en los códigos QR de este manual.

ARÁN

PROCESAMIENTO CITOLÓGICO Y TISULAR

Coordinadores

David de Pablo Velasco
Pedro Espinosa González
Julián Sanz Ortega

ARÁN ediciones s.l.

Castelló, 128, 1° - 28006 Madrid
Tel. 917820030
e-mail: libros@grupoaran.com
http://www.grupoaran.com

ISBN: 978-84-16585-03-8
Depósito Legal: M-32848-2015

Impreso en España
Printed in Spain

Prólogo

Este módulo contiene los aspectos básicos de los equipos, reactivos y procedimientos de un laboratorio de anatomía patológica y citología. Es imprescindible conocer todas las partes del proceso: la fijación, la realización de bloques de parafina y los cortes, las técnicas de tinción y las técnicas especiales. Un error al inicio del procedimiento puede suponer un daño irreparable o incluso la pérdida de una parte de tejido, lo que puede dificultar o impedir el diagnóstico anatomopatológico. Hay que prestar también especial atención a los fundamentos de las técnicas de histoquímica e inmunohistoquímica.

Autores

Director

Julián Sanz Ortega

Profesor Titular de Anatomía Patológica y Facultativo Especialista de Área del Hospital Universitario Clínico San Carlos y de la Universidad Complutense de Madrid, desde 1996. Desde el año 2000 es Director Científico del Biobanco del Hospital Universitario Clínico San Carlos y del Biobanco de la RTICC de ISCIII. Responsable de Patología Molecular y Dianas Terapéuticas. Nombrado Presidente Territorial de Madrid de la Sociedad Española de Anatomía Patológica (SEAP) en el año 2012. Autor de 66 artículos científicos: publicaciones internacionales en revistas indexadas y nacionales.
Premio Extraordinario de la Universidad Complutense de Madrid y Premio de la Fundación San Nicolás de la Real Academia Nacional de Medicina en 1994.

Coordinadores

David de Pablo Velasco

Experiencia laboral, investigadora y docente en distintos centros de alta cualificación. Especialista en técnicas de Dermatopatología y cirugía de Mohs. Miembro del equipo de trasplantes del Hospital Universitario Clínico San Carlos. Técnico de Anatomía Patológica. Hospital Universitario Clínico San Carlos. Madrid

Pedro Espinosa González

Especialista en Sanidad Mortuoria, gestión de cadáveres y tanatopraxia, con experiencia laboral e investigadora en distintos centros. Técnico de Anatomía Patológica. Pracsamor s.l. Madrid

Julián Sanz Ortega

Profesor Titular de Anatomía Patológica y Facultativo Especialista de Área. Hospital Universitario Clínico San Carlos y Universidad Complutense de Madrid. Madrid. Director Científico del Biobanco del Hospital Universitario Clínico San Carlos y del Biobanco de la RTICC de ISCIII. Responsable de Patología Molecular y Dianas Terapéuticas. Nombrado Presidente Territorial de Madrid de la Sociedad Española de Anatomía Patológica (SEAP) en el año 2012.

Autores

David de Pablo Velasco

Técnico Superior de Anatomía Patológica y Citología. Hospital Universitario Clínico San Carlos. Madrid

Pedro Espinosa González

Técnico Superior de Anatomía Patológica y Citología. CNIC, Madrid

Lourdes Estrada Muñoz

Médico Residente Especialista en Anatomía Patológica. Hospital Universitario Clínico San Carlos. Madrid

José Manuel González Quintana

Técnico Superior en Anatomía Patológica y Citología. Hologic Iberia S.L.

Julián Sanz Ortega

Profesor Titular de Anatomía Patológica y Facultativo Especialista de Área. Hospital Universitario Clínico San Carlos y Universidad Complutense de Madrid. Madrid

María Suárez Solís

Médico Residente Especialista en Anatomía Patológica. Hospital Universitario Clínico San Carlos. Madrid

Índice

Capítulo 1

Realización del procesamiento de la muestra 15
1. Materiales, reactivos y equipos en histotecnología y citotecnología 16
2. Uso eficiente de recursos 22
3. Seguridad y prevención de riesgos en el laboratorio. Gestión de residuos... 23
4. Características macroscópicas de la muestra 29
5. Proceso de fijación tisular 30
6. Decalcificación y reblandecimiento tisular 34
7. Artefactos 35
8. Registro y conservación de muestras 37

Capítulo 2

Realización de bloques de tejidos 45
1. Fundamentos y proceso de inclusión de muestras para microscopia óptica y electrónica: deshidratación, aclaramiento e infiltración 46
2. Preparación y confección de bloques. Orientación de la muestra 50
3. Preparación, programación, limpieza y mantenimiento de los equipos y materiales 53
4. Otras técnicas de procesamiento y estudio histocitológico. Análisis de imagen. Estereología. Microdisección láser 55

Capítulo 3

Aplicación de técnicas de corte 63
1. Tipos de microtomos y componentes: oscilación, rotación, deslizamiento, criostato y ultramicrotomo, entre otros 64
2. Preparación de equipo. Orientación del bloque y la cuchilla 67
3. Técnicas de corte según el microtomo y la composición del bloque 69
4. Problemas en la sección de especímenes y resolución de los mismos 71
5. Extensión y montaje de la muestra 73
6. Cumplimiento de las normas de seguridad 75

Capítulo 4

Aplicación de técnicas de tinción 83
1. Fundamentos y mecanismos generales de coloración 84
2. Coloraciones histológicas de conjunto 85
3. Técnicas de coloración no histoquímicas para la identificación de sustancias: lípidos, glucógeno, mucina, fibrina y tejido conjuntivo, entre otros métodos para estudios neurohistológicos 88
4. Tinciones para la visualización de microorganismos 94
5. Contrastado en microscopia electrónica 96

Capítulo 5

Aplicación de técnicas histoquímicas y enzimohistoquímicas 101
1. Técnicas de tinción histoquímicas 102
2. Tipos de tinciones histoquímicas 104
3. Fundamentos, controles y aplicaciones de las técnicas de histoquímica enzimáticas 114
4. Técnicas de tinción para la determinación de enzimas 116
5. Histoquímica de las lectinas y aplicaciones 117

Capítulo 6

Aplicación de técnicas inmunohistoquímicas 123
1. Anticuerpos monoclonales y policlonales. Marcaje de anticuerpos 124
2. Fundamentos de los métodos inmunohistoquímicos: directos e indirectos ... 126
3. Clasificación de las técnicas en función del marcador utilizado 127
4. Procesamiento histológico y restablecimiento de la inmunorreactividad tisular 129
5. Procedimientos de las técnicas inmunohistoquímicas y controles 132
6. Marcadores tumorales 134

Capítulo 7

Procesamiento de muestras celulares 141
1. Materiales y equipos básicos para el procesamiento citológico 142
2. Procesado general del material citológico 146
3. Fundamento, reactivos y protocolos de las diferentes técnicas de tinción 150
4. Control de calidad de la preparación. Conservación y archivado 154
5. Bloques celulares. Concepto, fundamento y preparación 156

Soluciones "Evalúate tú mismo" 163

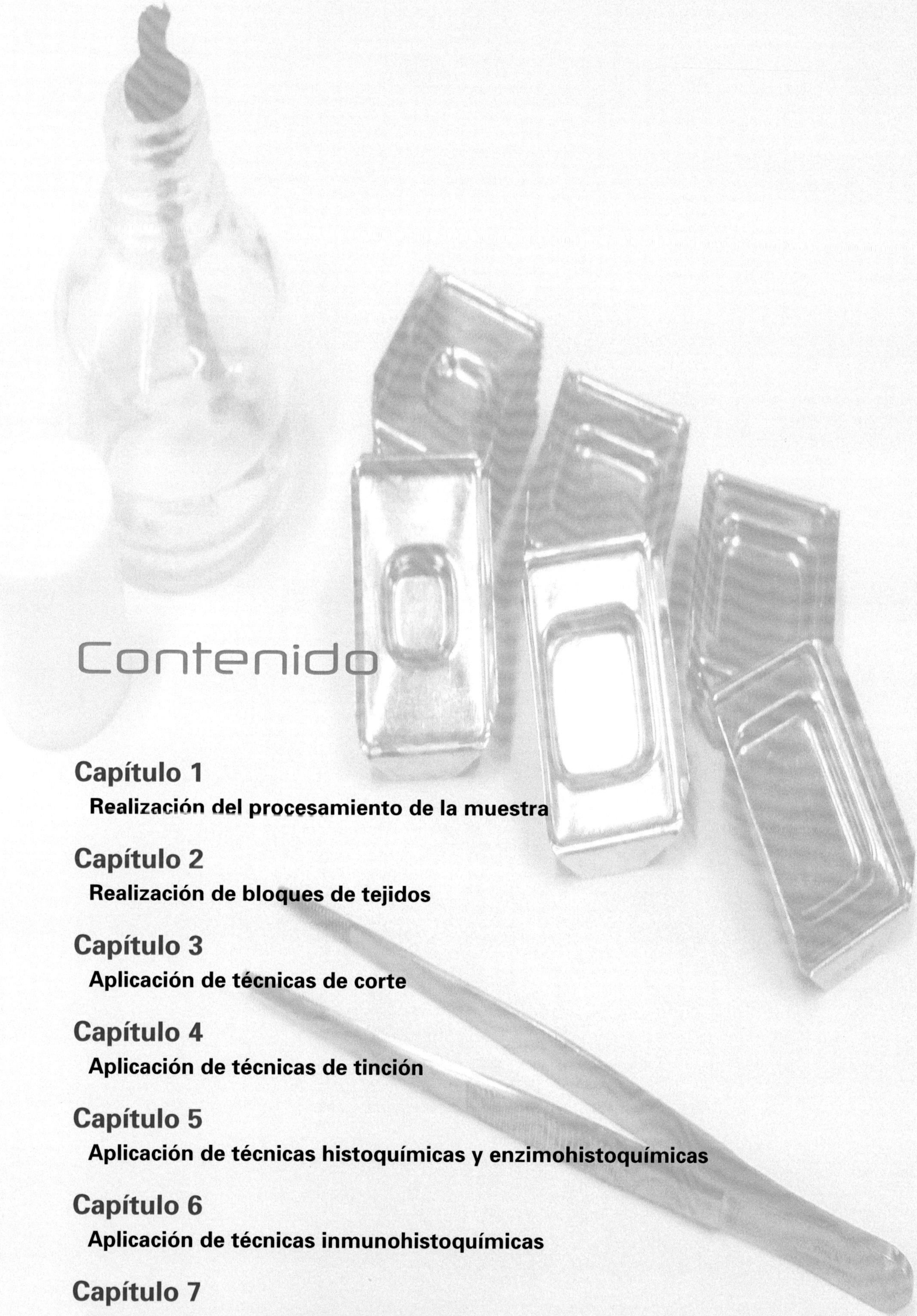

Contenido

Capítulo 1
Realización del procesamiento de la muestra

Capítulo 2
Realización de bloques de tejidos

Capítulo 3
Aplicación de técnicas de corte

Capítulo 4
Aplicación de técnicas de tinción

Capítulo 5
Aplicación de técnicas histoquímicas y enzimohistoquímicas

Capítulo 6
Aplicación de técnicas inmunohistoquímicas

Capítulo 7
Procesamiento de muestras celulares

capítulo

1

REALIZACIÓN DEL PROCESAMIENTO DE LA MUESTRA

David de Pablo Velasco,
Pedro Espinosa González

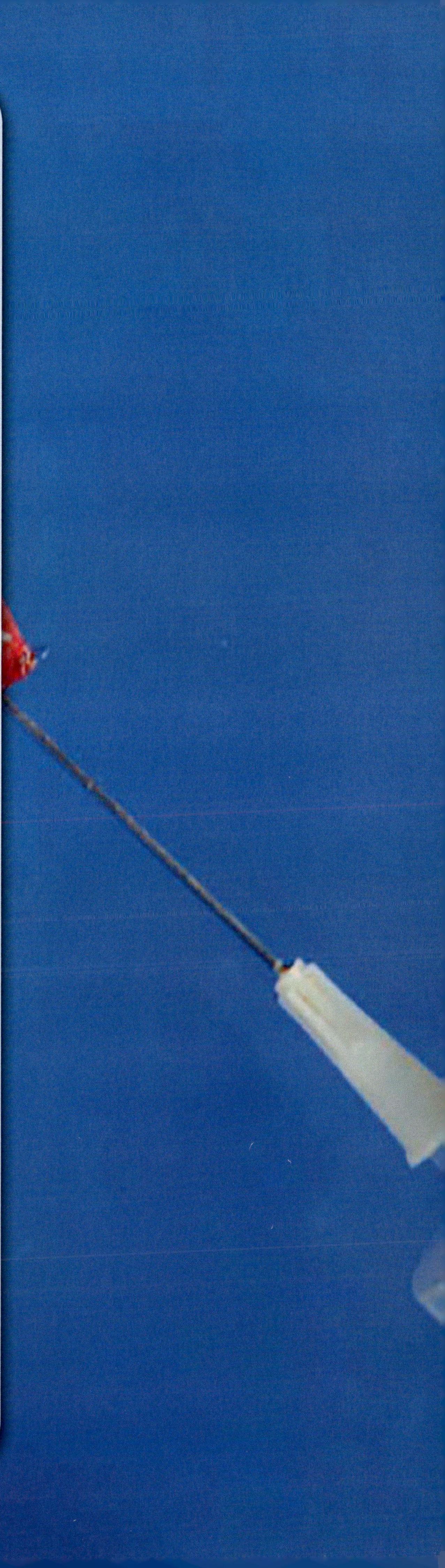

Sumario

1. Materiales, reactivos y equipos en histotecnología y citotecnología
2. Uso eficiente de recursos
3. Seguridad y prevención de riesgos en el laboratorio. Gestión de residuos
4. Características macroscópicas de la muestra
5. Proceso de fijación tisular
6. Decalcificación y reblandecimiento tisular
7. Artefactos
8. Registro y conservación de muestras

En este capítulo se verán los **materiales** y **equipos** que utilizan más habitualmente los laboratorios de anatomía patológica y las principales normas de seguridad para prevenir accidentes. Veremos la importancia del estudio macroscópico y tallado de las muestras, donde seleccionamos el tejido que se va a procesar. La **fijación** es otro aspecto clave, y también el proceso de decalcificación cuando es necesario.

1. MATERIALES, REACTIVOS Y EQUIPOS EN HISTOTECNOLOGÍA Y CITOTECNOLOGÍA

1.1. Materiales

Algunos de los más básicos para un laboratorio de anatomía patológica son:

- **Casetes** (Figura 1): son recipientes perforados de plástico donde se introduce el material seleccionado para ser estudiado por el patólogo.
- **Bisturís** (Figura 2).
- **Pinzas** (Figura 2).

casetes

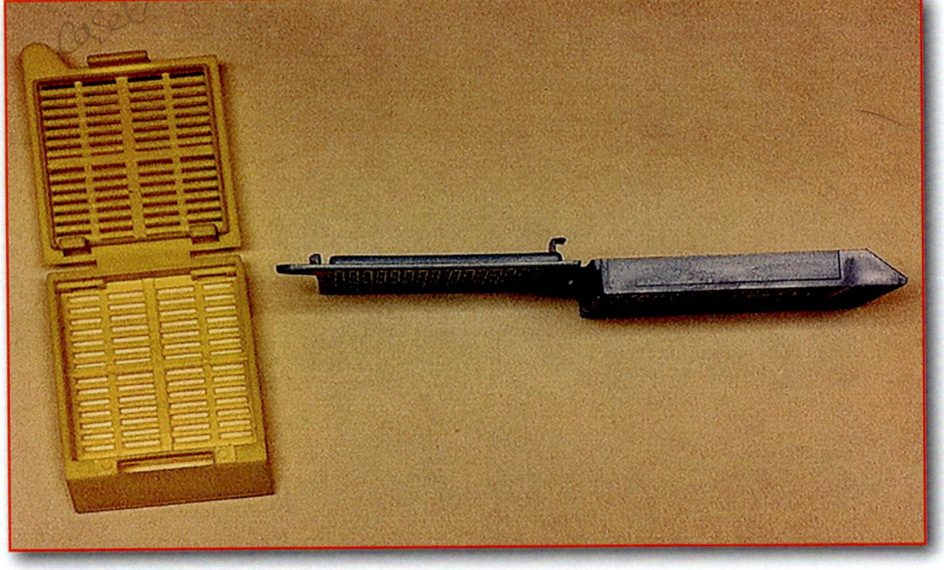

Figura 1. *Casete de plástico.*

- **Tijeras** de varios tipos y tamaños (Figura 2).
- **Sondas-guías** (Figura 2).

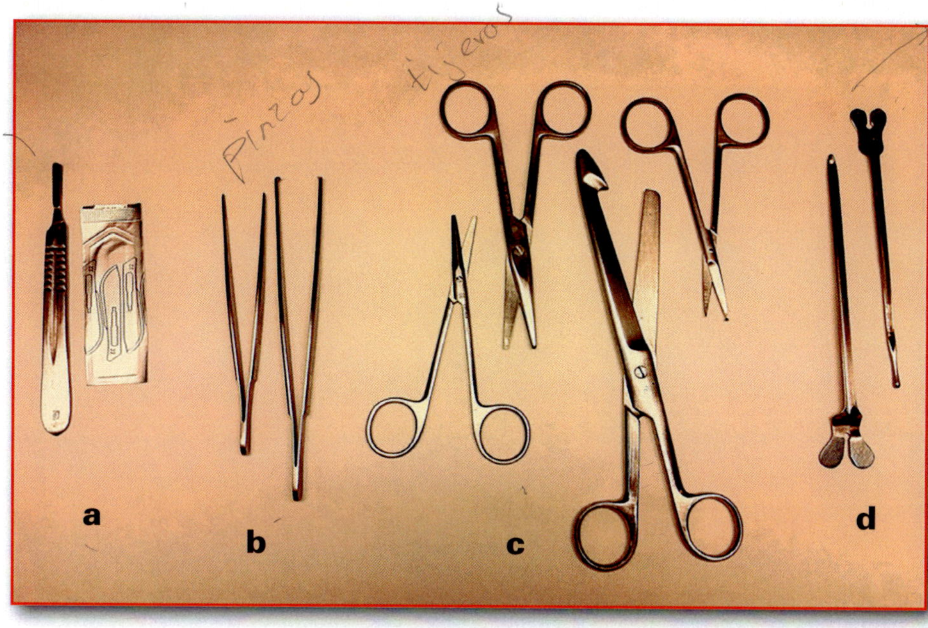

Figura 2. *Instrumental: bisturí con hoja desechable (a), pinzas (b) tijeras (c) y sondas acanaladas (d).*

- **Portaobjetos** (Figura 3A y B): fina lámina de cristal donde se colocan los cortes tisulares para ser estudiados.

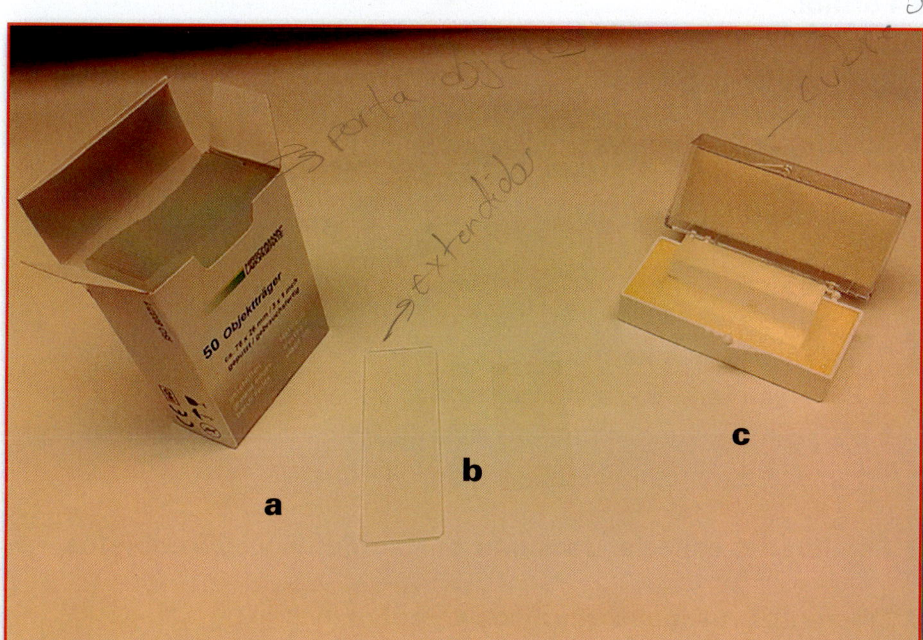

Figura 3. *Portaobjetos dentro de caja (a), extendidos (b) y cubreobjetos (c).*

- **Cubreobjetos** (Figura 3C): lámina de cristal más fina que un portaobjetos, que se sitúa encima del mismo para proteger los cortes tisulares.
- **Mechero de alcohol** (Figura 4).

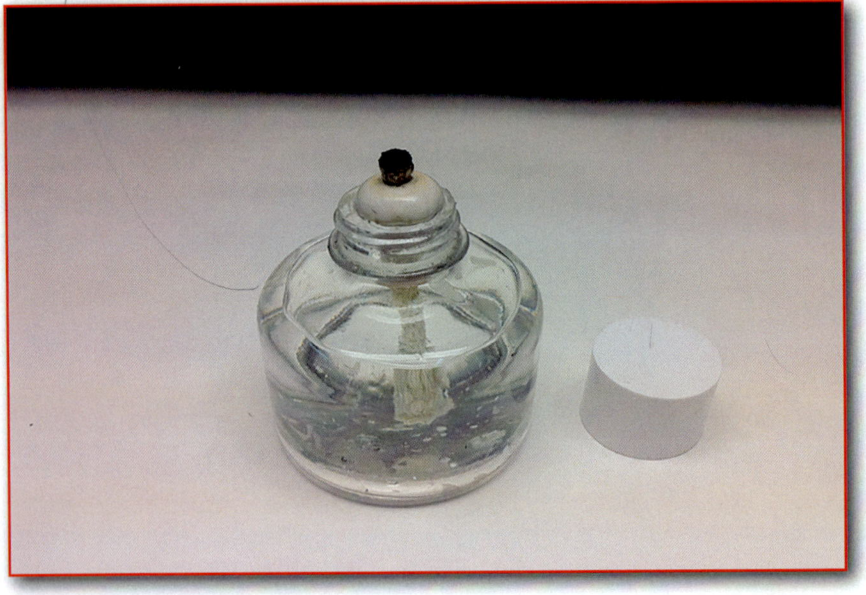

Figura 4. *Mechero de alcohol.*

1.2. Reactivos

- **Formol.**
- **Xilol.**
- **Alcohol en diferentes graduaciones.**
- **Agua destilada.**
- **Parafina.**
- **Colorantes (más habituales):**
  - Para histotecnología: hematoxilinas varias, eosina, Giemsa, etc.
  - Para citotecnología: hematoxilina de Harris, EA50, Orange G, colorantes azul y rojo para técnica de Diff-Quick.
- **Pegamento especial para unir portaobjetos y cubreobjetos.**
- **Diferentes reactivos químicos en polvo** (nitrato de plata, ácido fosfomolíbdico, etc.) y líquidos (ácido clorhídrico, ácido sulfúrico, etc.) para hacer compuestos químicos.

1.3. Equipos para histotecnología

- **Estación de tallado** (Figura 5): mesa especial para tallar, con aspiradores para los vapores del formol, además de grifos de agua y accesorios para el instrumental necesario para tallar.

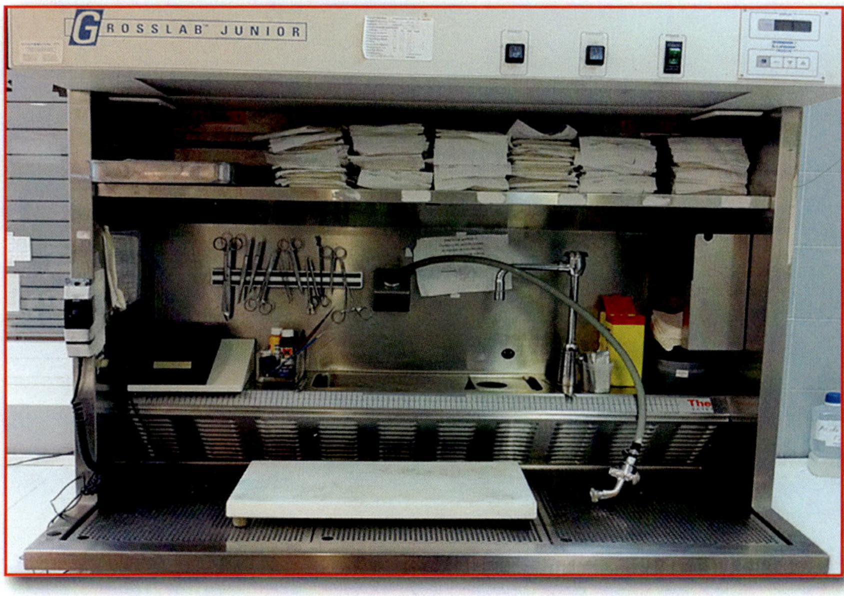

Figura 5. *Estación de tallado con instrumental arriba a la izquierda.*

- **Procesador** (Figura 6): aparato donde se introducen las biopsias, aquí sustituiremos el agua de las biopsias por parafina.

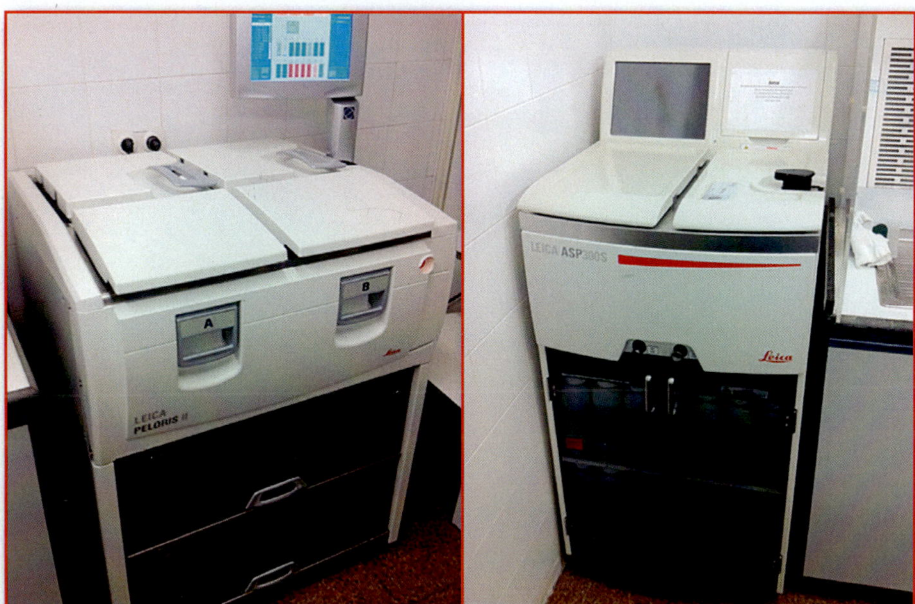

Figura 6. *Dos ejemplos de procesadores.*

- **Parafinero:** contiene la parafina líquida para hacer los bloques de parafina.

- **Microtomo** (Figura 7): para hacer secciones micrométricas de bloques de parafina, existen dos tipos: manual y automático.

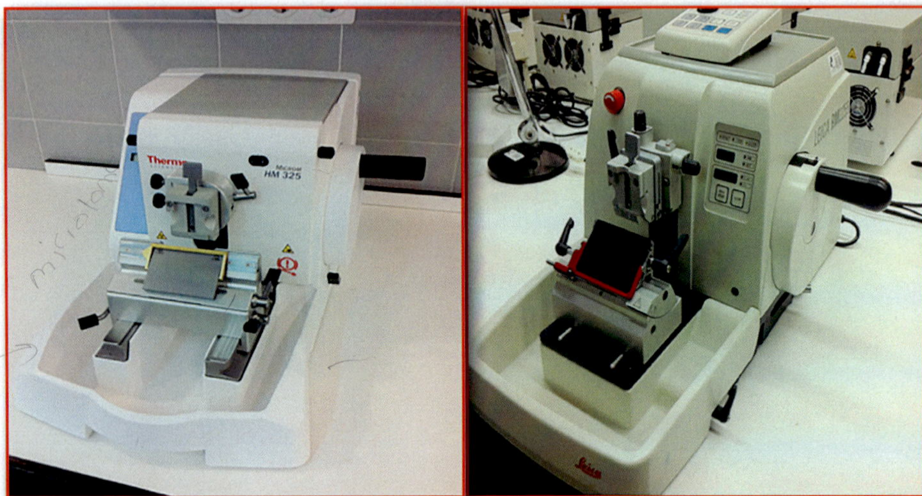

Figura 7. *Dos ejemplos de micrótomo.*

- **Baño de flotación** (Figura 8): contiene agua caliente donde depositamos los cortes de parafina, aquí se estiran y se seleccionan los de mayor calidad.

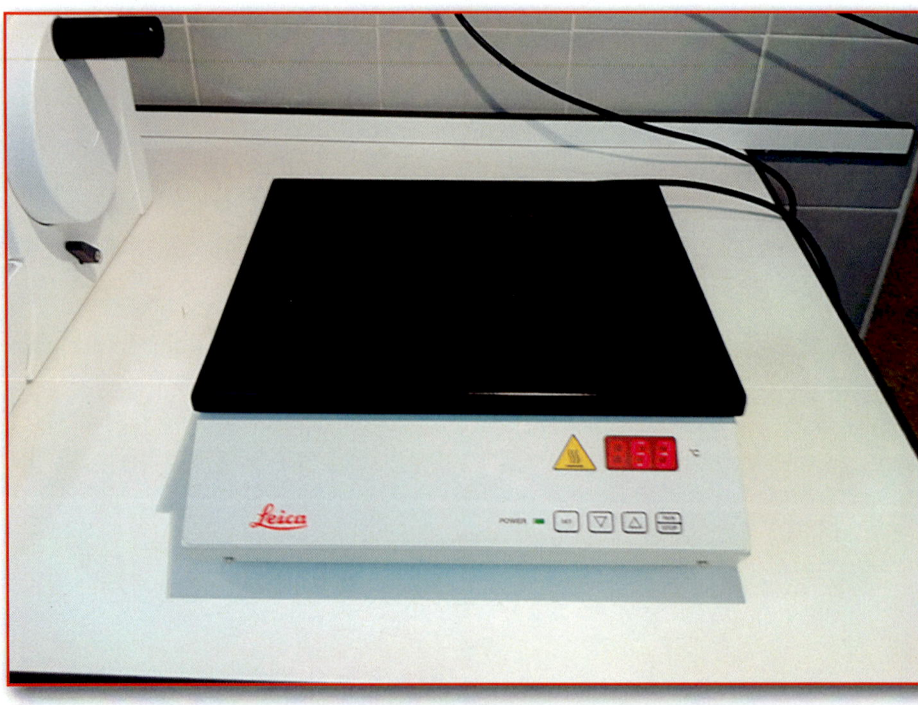

Figura 8. *Baño de flotación.*

- **Estufa** (Figura 9): contenedor cerrado con una temperatura constante, programable (las más utilizadas son 37 °C y 60 °C), se usa para secar las preparaciones sobre los cristales y que estas se queden adheridas.

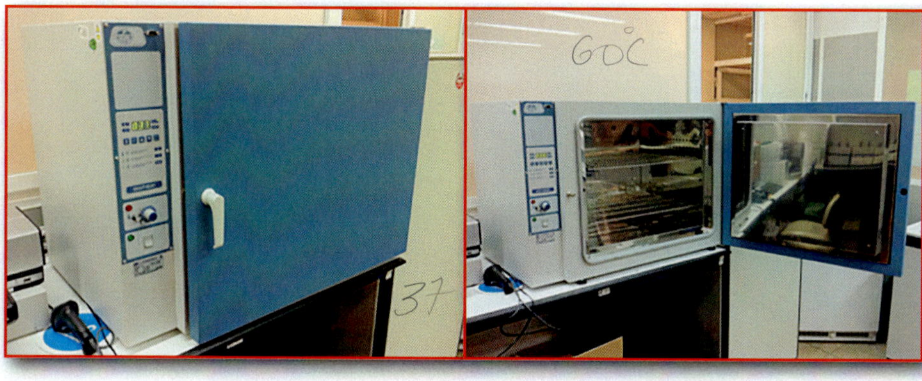

Figura 9. *Estufa cerrada y abierta.*

1.4. Equipos para citotecnología

- **Centrífugas** (Figura 10A): máquina que pone en rotación una muestra para acelerar mediante fuerza centrífuga, la sedimentación de sus componentes.

- **Citocentrífugas** (Figura 10B): centrífuga de menor tamaño, especial para seleccionar las células contra un portaobjetos mediante moldes especiales (Cytospin).

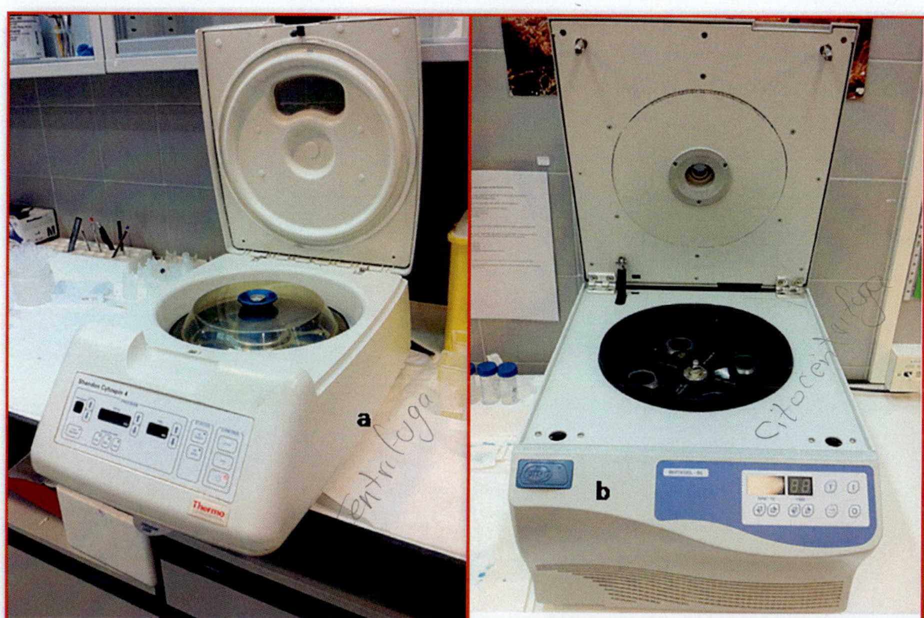

Figura 10. *Centrífuga (a) y citocentrífuga (b).*

1.5. Equipos comunes

- Teñidores (Figura 11): los hay manuales y automáticos, contienen todos los reactivos necesarios para hacer las tinciones que deseemos.

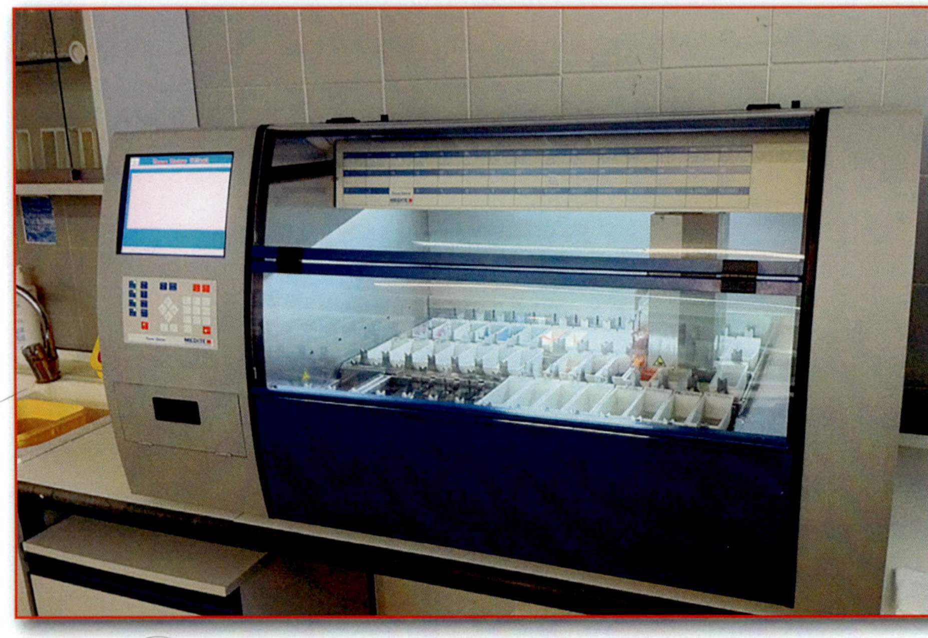

Figura 11. *Teñidor automático.*

- Montadores automáticos (Figura 12): para poner cubreobjetos sobre los portaobjetos ya teñidos.

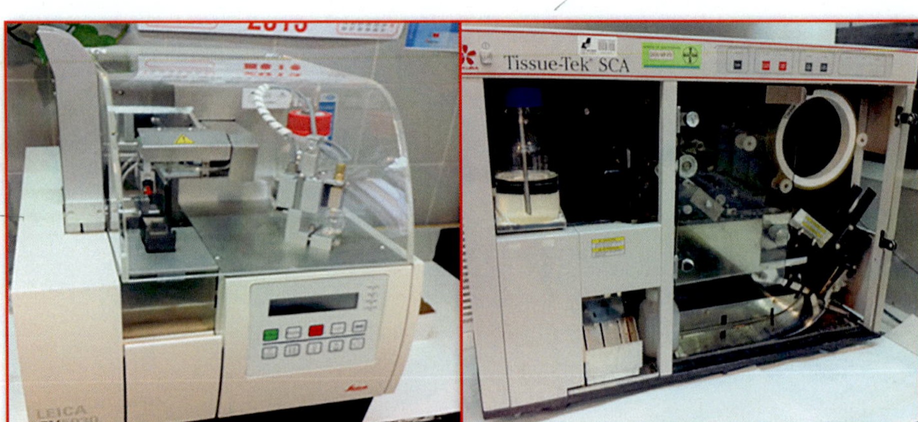

Figura 12. *Montador automático.*

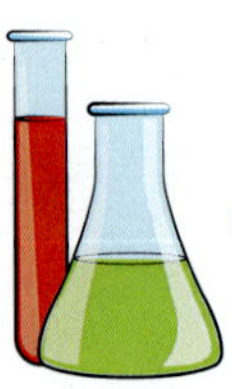

La eficiencia es la relación entre los recursos utilizados en un proyecto y los logros conseguidos con el mismo.

2. USO EFICIENTE DE RECURSOS

Podemos definir la **eficiencia** como la relación entre los recursos utilizados en un proyecto y los logros conseguidos con el mismo. Se entiende que la eficiencia se da cuando se utilizan menos recursos para lograr un mismo objetivo o, al contrario, cuando se logran más objetivos con los mismos o menos recursos.

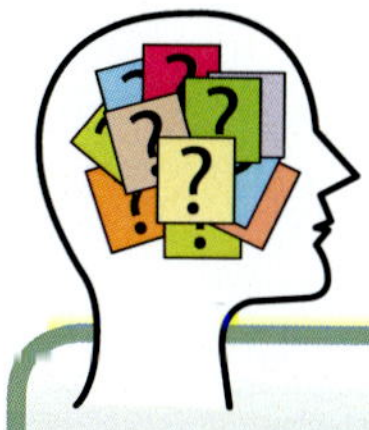

RECUERDA QUE

Eficiencia es usar los mínimos recursos para lograr los objetivos.

El **análisis de los costos del sistema sanitario,** en el contexto económico nacional y de la actual crisis internacional, conduce inevitablemente al imperativo de un uso racional y eficiente de los cuantiosos recursos que le asegura el Estado, para continuar satisfaciendo con máxima calidad las necesidades de salud de la población.

En el contexto de los laboratorios debemos intentar siempre no gastar más de lo necesario, usando los materiales y reactivos todo lo que su vida útil nos permita. En los laboratorios de anatomía patológica la eficiencia nos vendrá dada por cada laboratorio, dependiendo de su volumen de trabajo.

Siempre habrá que adaptar las medidas de eficiencia a la rutina y volumen de trabajo de los laboratorios, de tal manera que no se entorpezca el trabajo.

3. SEGURIDAD Y PREVENCIÓN DE RIESGOS EN EL LABORATORIO. GESTIÓN DE RESIDUOS

A la hora de trabajar en un laboratorio es muy importante **saber cuáles son los riesgos** para poder llevar a cabo un trabajo seguro. Para ello se seguirán los principios de la Ley de Prevención de Riesgos Laborales (Ley 31/95 del 3 de diciembre de 2003).

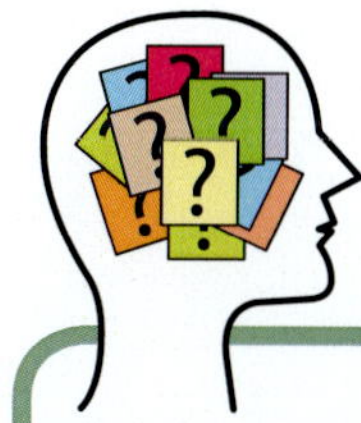

RECUERDA QUE

La seguridad en los laboratorios es de vital importancia; lo que en principio no puede dar señal de accidente, con la repetición y el paso del tiempo puede desembocar en una enfermedad o daños de salud importantes.

Los trabajos en el laboratorio pueden presentar una serie de riesgos según su **origen:** las instalaciones, los productos que se manejan o las operaciones que se realizan.

3.1. Identificación de los riesgos asociados a las técnicas

- **Riesgos de seguridad:** se denominan así los riesgos derivados del puesto de trabajo y de los equipos o máquinas que se manipulan. Pueden ser cortes, quemaduras, explosiones o riesgos eléctricos.
- **Riesgos biológicos:** están asociados con la exposición a agentes biológicos transportados por sangre o fluidos corporales (semen, fluidos vaginales, LCR, líquidos pleural y amniótico). Cuando estos riesgos derivan de la actividad profesional se denominan "riesgo biológico profesional". Su vía de entrada puede ser dérmica, digestiva o aérea.

Siempre que vayamos a manejar sangre o fluidos corporales debemos considerarlos como potencialmente infecciosos.

- **Riesgos químicos:** son aquellos que se derivan del contacto directo (por manipulación, inhalación, etc.) de sustancias químicas. Según el tipo de peligro que producen, podemos clasificarlos en:
  - Peligros físicos: explosivos, inflamables, comburentes, gases bajo presión, sustancias autorreactivas, pirofóricos, sustancias que experimentan calentamiento espontáneo, gases inflamables activados por agua, peróxidos orgánicos, corrosivo para metales.
  - Peligros para la salud humana: toxicidad aguda, corrosión o irritación de la piel, lesiones oculares o irritación ocular, sensibilizantes, mutagénicos, carcinogénicos, tóxicos (para la reproducción o sobre la lactancia), tóxico órgano diana.
  - Peligros para el medio ambiente: para el medio ambiente acuático (agudo o crónico).
- **Riesgos ergonómicos:** derivados de la carga de trabajo y la organización del mismo.

3.2. Determinación de las medidas de prevención

- **Recomendaciones de seguridad ante riesgos eléctricos:** seguir las instrucciones de funcionamiento y manipulación de los equipos, no enchufar nunca un equipo sin toma de tierra o cables en mal estado, etc.

- **Recomendaciones de seguridad ante riesgos biológicos:** vacunación de hepatitis B, higiene personal (lavado de manos, protección de heridas), elementos de protección barrera (guantes, mascarilla, gafas de protección ocular), esterilización y desinfección correcta de instrumentos y superficies, trabajar en cabina de seguridad biológica en los casos que lo precisen.

- **Recomendaciones de seguridad ante riesgos químicos:** sustituir siempre que sea posible una sustancia peligrosa por otra que elimine el riesgo, antes de manejar el producto químico leer la etiqueta y/o ficha de datos de seguridad y seguir las indicaciones recomendadas, manejar los productos químicos en base a sus propiedades tóxicas, corrosivas, inflamables o explosivas, mantener los envases originales, trabajar en cabina de seguridad química con los productos que lo requieran, etc.

- **Recomendaciones de seguridad ante riesgos ergonómicos:** utilizar mobiliario ergonómico, colocar en el plano de trabajo el material que se utiliza con mayor frecuencia, adaptar la silla a la altura del plano de manera que los hombros estén en posición neutra (brazos a 90°), apoyar los pies en una superficie (reposapiés o estribos de la silla).

AMPLÍA TUS CONOCIMIENTOS

Los **equipos de protección individual (EPI)** deberán utilizarse cuando existan riesgos para la seguridad o salud de los trabajadores que no hayan podido evitarse o limitarse por medios técnicos de protección colectiva. Son equipos individuales, ya que solo son usados por la persona que realiza el trabajo, por ejemplo, gafas de protección ocular, guantes de nitrilo o mascarilla de protección respiratoria con filtro.

3.3. Tipos de residuos y procedimientos de eliminación

3.3.1. *Gestión de residuos en el laboratorio*

La gestión de estos residuos merece una atención especial porque presentan una potencial peligrosidad. Esta gestión debe comenzar en el centro productor, con una minimización de residuos y con una separación eficaz por clases o grupos, siguiendo con un conveniente envasado, transporte seguro por el centro productor y habilitación de almacenes para los diferentes residuos. Por último, un gestor externo se encargará de llevar a cabo adecuadamente la recogida, el transporte, el tratamiento y la eliminación de estos residuos sanitarios.

3.3.2. *Clases de residuos sanitarios (Decreto 83/99)*

I. Residuos generales: papel, cartón, comida, vidrio, mobiliario, restos de jardinería.

- Está prohibido arrastrar envases.
- Los residuos se trasladarán separados por clases.
- Si se utilizan carros o contenedores móviles deben ser de uso exclusivo para residuos, con paredes lisas y fáciles de limpiar.

3.3.5. *Depósito intermedio*

- Solo se hará en los lugares dispuestos para ello.
- Las bolsas con residuos biosanitarios especiales o asimilables a urbanos deben depositarse en sus propios soportes o en contenedores, nunca directamente en el suelo.
- Prohibido el almacenamiento sobre el suelo.
- Prohibido mezclar bolsas de distinto tipo, salvo I y II.
- Si las bolsas se depositan en contenedores se separarán por clases, salvo las de tipo I y tipo II, que podrán almacenarse conjuntamente.
- La evacuación de los contenedores de residuos biosanitarios y citotóxicos debe realizarse al menos una vez al día.
- Los locales destinados al depósito intermedio de residuos deberán ser:
  - De fácil limpieza.
  - Con suelos sin ángulos ni impedimentos.
  - Ventilados.
  - Cerrados o bajo constante supervisión.
  - Deberán disponer de los equipos y productos adecuados para la limpieza y desinfección del área en caso de vertido o derrame accidental.

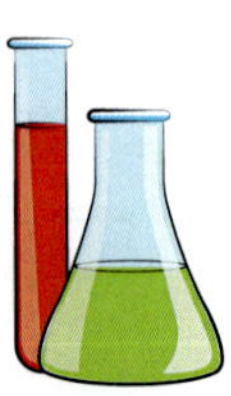

La evacuación de los contenedores de residuos biosanitarios y citotóxicos debe realizarse al menos una vez al día.

3.3.6. *Depósito final*

El área de depósito final de residuos biosanitarios y citotóxicos debe cumplir las siguientes condiciones:

- Cubierta.
- Señalizada.
- Con superficies fáciles de limpiar.
- Con agua corriente y desagües.

- Alejada de puntos de aspiración de sistemas de ventilación.
- Dotada de medidas de extinción de incendios, y de equipos y productos adecuados para la limpieza y desinfección del área en caso de vertido o derrame accidental.
- Sin escalones ni pendientes superiores al 5 %.
- De acceso restringido.

El depósito final debe cumplir las siguientes condiciones:

- Los envases de los residuos de tipo III y de tipo VI se almacenarán separados de los envases de residuos de otras clases y a su vez separados entre sí, salvo que el destino de eliminación sea el mismo.
- Los residuos de tipo III y de tipo VI no podrán compactarse o triturarse en ningún caso.
- Los residuos de tipo II se almacenarán en contenedores, con o sin compactación.

4. CARACTERÍSTICAS MACROSCÓPICAS DE LA MUESTRA

Consiste en la inspección del material y su descripción (Figura 13), lo más semejante a la realidad, indicando los siguientes aspectos:

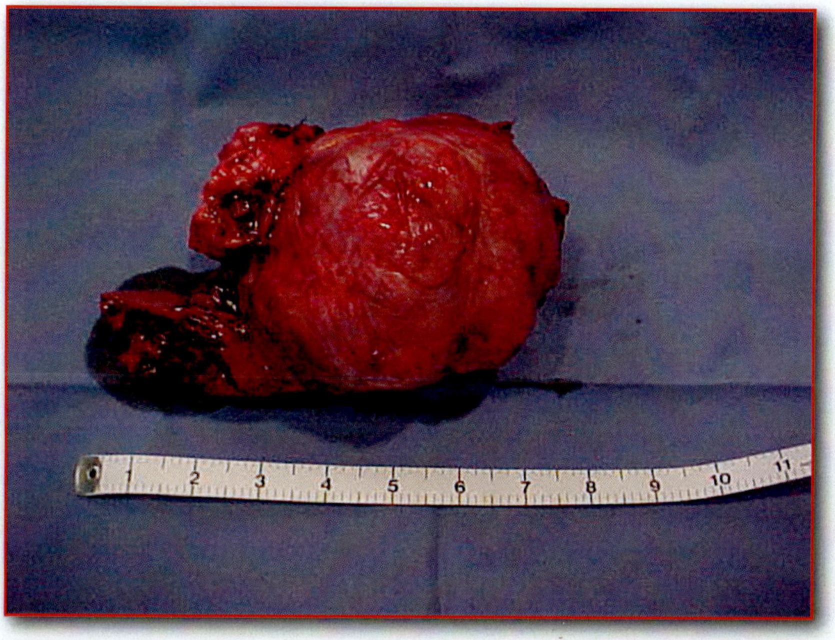

Figura 13. *Pieza quirúrgica recibida en un servicio de anatomía patológica.*

- **Muestras de pequeño tamaño:**
  - Tamaño.
  - Color.
  - Consistencia.
  - Hallazgos.

- **En órganos parenquimatosos:**
  - Tamaño, color, forma, superficie externa.
  - Peso.
  - Consistencia.
  - Hallazgos.
  - Superficie de corte.

- **En órganos huecos:**
  - Tamaño, forma, serosa.
  - Peso.
  - Pared (espesor, consistencia, hallazgos).
  - Mucosa (color, pliegues, aspecto, hallazgos).
  - Luz.

Existen protocolos de descripción macroscópica tipo, dependiendo del órgano y de la patología por la que la manden estudiar.

Existen protocolos de descripción macroscópica tipo, dependiendo del órgano y de la patología por la que la manden estudiar.

5. PROCESO DE FIJACIÓN TISULAR

5.1. Fundamentos y objetivos

La **fijación tisular** consiste en la interrupción de los procesos de degradación (autolisis y putrefacción) que aparecen tras la muerte celular, intentando así preservar lo más fielmente posible tanto la arquitectura como la estructura de células y tejidos.

Tenemos que tener las ideas claras antes de tratar las muestras con los tipos distintos de fijadores. No existe un método universal de fijación, el fijador que es adecuado para un tejido puede no serlo para otro.

Hablar de fijación no equivale a hablar de conservación tisular, no todos los fijadores conservan indefinidamente los tejidos.

Tenemos que elegir el fijador adecuado teniendo en cuenta las características del estudio microscópico que se vaya a realizar.

Un defecto de fijación jamás puede ser corregido.

Un defecto de fijación jamás puede ser corregido.

5.2. Procesos previos a la fijación de la muestra

Tras el correcto **registro de la muestra** y la comprobación de todos los elementos contenidos en el contenedor, se deben tomar las precauciones necesarias para garantizar la llegada del fijador a todas las zonas, especialmente al interior de cavidades o piezas grandes como el pulmón, que a veces requieren apertura o manipulación por parte del patólogo. En la Figura 14 se observa cómo inyecta fijador a un fragmento pulmonar para facilitarlo. Hay que evitar que las piezas floten en el fijador.

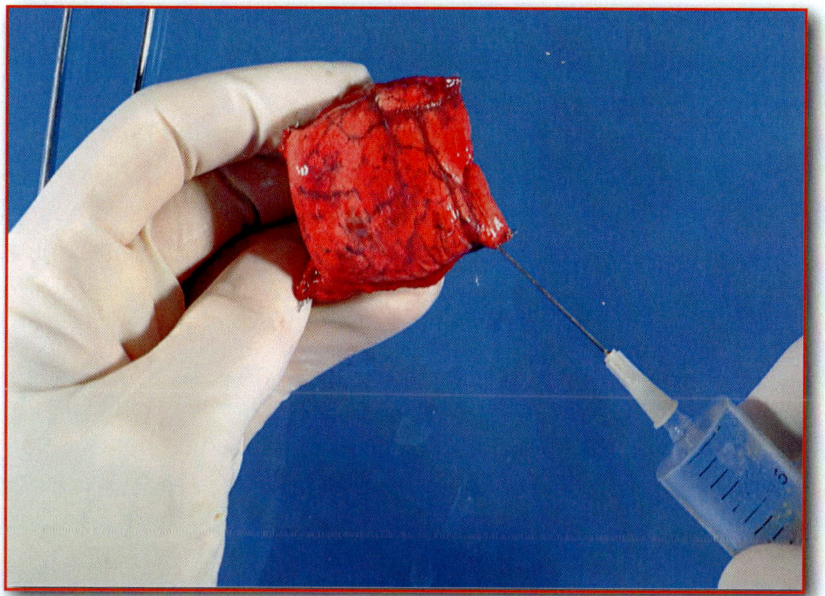

Figura 14. *Inyección de formol dentro de pulmón.*

Cuando queramos usar un **líquido fijador** debemos tener en cuenta unas reglas generales: el tejido debe ser colocado lo más rápidamente posible en el líquido fijador; la cantidad de líquido fijador debe ser diez veces mayor que el volumen que ocupe el tejido que se va a fijar; tanto la presión osmótica como el pH deben ser lo más aproximados al del tejido; debemos controlar los tiempos de fijación, algunos fijadores nunca deben sobrepasar un tiempo máximo.

5.3. Tipos de fijadores y normas de aplicación

Los **fijadores** se clasifican genéricamente dependiendo el mecanismo de actuación. Existen dos grandes grupos, fijadores por métodos físicos y fijadores por métodos químicos.

Físicos: utilizan el frío como agente físico para provocar la estabilización tisular. Debemos elegir estos métodos cuando se quieran realizar estudios morfológicos o funcionales en los que se requiera conservar intacta la estructura antigénica del tejido o su contenido enzimático. La clave para una correcta fijación es que esta sea instantánea, una congelación lenta provoca microcristales de hielo que pueden producir roturas tisulares dificultando el diagnóstico.

Existen dos componentes para hacer una congelación instantánea:

- Nitrógeno líquido: debido a su excesivo frío (– 196 °C) torna los tejidos muy quebradizos y no es fácil de manejar.
- Isopentano o metilbutano: necesita ser enfriado en congeladores, su temperatura óptima de uso está entre – 50 °C y – 70 °C.

Químicos: existen multitud de agentes químicos que pueden ser usados como fijadores, tanto de forma individual como en compuestos que mejoren sus prestaciones. Actualmente todos los fijadores ofrecen ventajas e inconvenientes que los harán indicados para distintas muestras y estudios. El fijador químico ideal debe bloquear inmediatamente la autolisis, impedir la acción bacteriana desencadenante de la putrefacción y debe respetar la arquitectura tisular.

Además, tenemos que tener en cuenta la velocidad de penetración y de fijación que este posea. La velocidad de penetración es la rapidez con la que el fijador se difunde por el interior de un tejido. Esta velocidad varía mucho entre los distintos fijadores, los más rápidos son alcoholes y acetona.

La velocidad de fijación es el tiempo que cada fijador tarda en precipitar y estabilizar los componentes químicos de los tejidos.

Estas dos velocidades no siempre están en concordancia, un fijador puede penetrar rápido y fijar despacio o al revés.

5.3.1. *Fijadores simples*

Formaldehído o formol (CHOH)

Es el fijador más importante. Es, en general, el que mejores prestaciones presenta. Al ser el más barato, es el fijador elegido para la rutina en los servicios de anatomía patológica.

Este fijador actúa por reticularización de las proteínas. En estado puro es un gas muy tóxico y muy irritante para las mucosas, que se disuelve muy bien en agua. Recientemente, se ha reconocido como potencial carcinógeno en humanos por lo que se están empezando a usar cada vez más otras alternativas de fijadores.

Comercialmente lo podemos encontrar diluido al 35-40 % en agua y estabilizado con metanol (formol puro) o diluido al 3,7-4 % en agua y estabilizado con metanol (solución de trabajo).

Las ventajas que ofrece son su precio, que es un buen desinfectante y no endurece excesivamente los tejidos, que tiene una escasa retracción tisular, que su velocidad de penetración es intermedia (aproximadamente 1 mm/h) y que podemos acelerar o retrasar su proceso mediante la temperatura.

Algunos de sus inconvenientes son su gran toxicidad, que se va consumiendo durante el proceso de fijación, por lo que debe estar siempre en exceso, y que debido a su baja presión osmótica las piezas fijadas incrementan su peso y su volumen considerablemente.

Comercialmente comienzan a aparecer productos que sustituyen al formol para su uso en el laboratorio. Están formados por diferentes tipos de alcoholes con diferentes moléculas, pretenden tener los mismos usos prácticos y mismas características que el formol, pero quitando la parte cancerígena y minimizando la toxicidad del producto en su manejo.

Otros fijadores simples de uso habitual

Nombre	Actuación	Presentación	Uso	Ventajas	Inconvenientes
Alcohol etílico (CH_3-CH_2OH)	Por deshidratación tisular	Líquido transparente, inflamable, muy volátil y de olor agradable. Se vende puro	Extensiones citológicas. Altera escasamente la estructura antigénica de los tejidos por lo que es bueno para inmunohistoquímica	Fija y deshidrata al mismo tiempo. Gran velocidad de penetración Buen conservante al ser agente bactericida	Endurece y contrae excesivamente los tejidos. Incompatible con algunos fijadores. A medida que va actuando, va perdiendo efectividad al incorporar el agua que extrae de los tejidos
Acetona (CH_3-CO-CH_3)	Por deshidratación tisular	Líquido transparente, inflamable, muy volátil y de olor dulzón. Se vende puro	Prácticamente limitado a los métodos histoquímicos e inmunohistoquímicos ya que preserva muy exactamente la estructura antigénica y la actividad enzimática de estos		Provoca gran contracción tisular y artefactos. Controlar el tiempo por posible endurecimiento

Nombre	Actuación	Presentación	Uso	Ventajas	Inconvenientes
Ácido acético (CH_3-COOH)	Por cambios en el estado coloidal de las proteínas	Líquido transparente, de fuerte olor avinagrado. Se vende puro (ácido acético glacial)	Fijador ideal para ácidos nucleicos y nucleoproteínas. Menor retracción tisular		Mal fijador de membranas y citoplasmas. Destruye las mitocondrias
Ácido pícrico (2,4,6-Trinitrofenol)	Por formación de sales en los tejidos	Comercialmente se encuentra en forma de agujas cristalizadas de color amarillo, muy tóxico	Coagula las proteínas a través de la formación de picratos	Excelente fijador estructural. Óptima contracción de los tejidos. Buena velocidad de fijación. Leve acción decalcificante	Muy tóxico. Explosivo. Ciertos tejidos los vuelve frágiles y quebradizos. Mala velocidad de penetración. Tiñe los tejidos de color amarillo

Fijadores compuestos

Nombre	Actuación	Presentación	Uso	Ventajas	Inconvenientes
Glutaraldehído	Análogo al del formaldehído	Líquido oleoso que se encuentra diluido al 25 %	Debido a su excepcional capacidad para preservar la morfología celular es el fijador ideal para microscopia electrónica		Velocidad de penetración muy baja. Gran capacidad de endurecimiento y retracción tisular
Líquido de Bouin (existen diferentes tipos)	Análogo al del formaldehído	Líquido amarillo de fuerte olor avinagrado	Penetra rápidamente en los tejidos. Excelente fijador estructural. Óptima contracción de los tejidos. Buena velocidad de fijación		Un uso prolongado endurece excesivamente las muestras y las vuelve quebradizas

6. DECALCIFICACIÓN Y REBLANDECIMIENTO TISULAR

Se llama **decalcificación** a la completa eliminación de las sales de calcio presentes en los tejidos previamente fijados. Habitualmente se realiza de rutina en tejidos mineralizados (huesos y dientes) y esporádicamente sobre biopsias con calcificaciones que impidan su correcto procesado y observación microscópica.

Principalmente se emplea para decalcificar ácidos fuertes o débiles, empleados aisladamente o en conjunto con otros componentes como líquidos fijadores.

- Las principales **normas genéricas** para la utilización de decalcificantes son las siguientes:
  - La fijación debe haberse completado para disminuir en lo posible los efectos alterativos del decalcificador.
  - La concentración del agente decalcificador debe ser óptima.
  - El decalcificador debe encontrarse en un volumen muy elevado (aproximadamente 20 veces el volumen que ocupe la pieza que se va a decalcificar) y debe ser renovado frecuentemente.
  - No deben dejarse los bloques suspendidos en el fondo del envase, ya que en él se acumulan las sales cálcicas solubles.
  - Temperatura ideal: 25 °C.
  - Después de la decalcificación hay que lavar la pieza con líquidos neutralizantes (lo mejor, agua corriente).

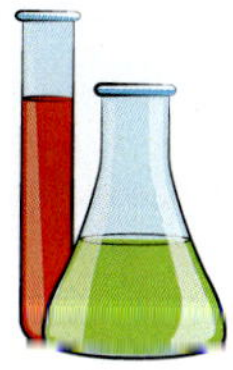

Se llama decalcificación a la completa eliminación de las sales de calcio presentes en los tejidos previamente fijados.

Existen diversas **formas de acelerar** en mayor o menor medida **el proceso**, teniendo siempre en cuenta que hay que controlar muy bien estas aceleraciones para no dañar los tejidos. Las formas más comunes son:

- Aumentar la temperatura por encima de 25 °C, pero nunca superando los 60 °C.
- Aplicando una agitación manual o mecánica.
- Añadiendo alguna resina de intercambio iónico.
- Mediante ultrasonidos, este método se desaconseja por la destrucción de las estructuras celulares.

7. ARTEFACTOS

A grandes rasgos, existen **dos grupos de artefactos**, los causados en la técnica quirúrgica y los causados por el procesamiento de la muestra en el laboratorio.

Dentro de los **artefactos causados en la técnica quirúrgica** podemos encontrar:

- Aplastamiento del tejido.
- Fisuras.
- Fragmentaciones.
- Pseudoquistes.
- Hemorragias.

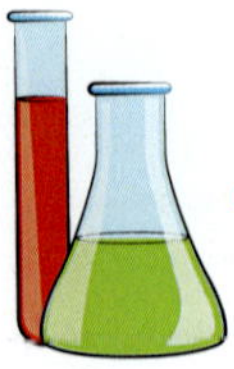

Existen dos grupos de artefactos: los artefactos causados en la técnica quirúrgica y los artefactos causados en el procesamiento de la muestra en el laboratorio.

- Inflamación aguda.
- Material quirúrgico que dañe el tejido o no permita su estudio (grapas quirúrgicas, hilos de sutura).
- Artefactos naturales (heces fecales, líquido biliar, etc.).

Dentro de los **artefactos causados en el procesamiento de la muestra en el laboratorio** encontramos diferentes artefactos que se pueden dar en las distintas fases del procesamiento:

- **Fijación:** una fijación inadecuada puede distorsionar la forma, el color o el aspecto de la muestra.
- **Tallado:** debemos tener cuidado de no dejar secar las muestras, puede deteriorar la estructura tisular y dañar las células.
- **Procesado:** una mala deshidratación no dejará penetrar adecuadamente la parafina y tanto el corte de la muestra como su posterior diagnóstico serán prácticamente imposibles. Un error de orientación a la hora de hacer los bloques de parafina puede hacernos perder la lesión e incluso la muestra que se va a estudiar.
- **Coloración:** un exceso o defecto de tinción no dejará ver las células y estructuras tisulares para poder realizar un correcto diagnóstico.
- **Reactivos de tinción mal elaborados, mal conservados, mal utilizados o caducados** pueden provocar precipitados y depósitos de productos sobre los tejidos, imposibilitando su correcto diagnóstico.
- **Montaje:**
  - Dejar secar las muestras que no lo requieran puede deteriorar la estructura tisular y dañar las células, además de provocar defectos de tinción.
  - Si no manipulamos adecuadamente las muestras podemos dañar los cortes (arañazos), perdiendo así parte de la muestra.
  - Un mal montaje del cubreobjetos sobre el portaobjetos puede provocar burbujas de aire que no permitan un correcto diagnóstico a través del microscopio.

7.1. Descripción macroscópica y tallado de las muestras

Consiste en la inspección del material y su descripción, lo más semejante a la realidad, indicando los siguientes aspectos:

- **Muestras de pequeño tamaño:**
  - Tamaño.
  - Color.

- Consistencia.
- Hallazgos.

En órganos parenquimatosos:

- Tamaño, color, forma y superficie externa.
- Peso.
- Consistencia.
- Hallazgos.
- Superficie de corte.

En órganos huecos:

- Tamaño, forma y serosa.
- Peso.
- Pared (espesor, consistencia y hallazgos).
- Mucosa (color, pliegues, aspecto y hallazgos).
- Luz.

Existen protocolos de descripción macroscópica tipo, dependiendo del órgano y de la patología por la que la manden a estudiar.

A la hora del tallado de la muestra, el patólogo seleccionará el material que se va a emplear y a estudiar y lo incluirá en casetes preparados e identificados con el número de biopsia que le corresponde. Si es una biopsia de pequeño tamaño se incluirá entera. Si es de gran tamaño siempre se han de incluir, como mínimo, los márgenes de resección quirúrgico, una muestra de lo que macroscópicamente consideremos patológico y una muestra de lo que consideremos normal.

8. REGISTRO Y CONSERVACIÓN DE MUESTRAS

El registro siempre ha de realizarse al recibir las muestras en el laboratorio; esto evitará la pérdida de muestras. Este registro puede ser manual o estar automatizado (en los laboratorios más modernos). Para poder llevar a cabo el registro, las muestras que lleguen a anatomía patológica deben ir acompañadas siempre de un volante de petición de estudio debidamente cumplimentado:

- Datos del paciente de quien se ha obtenido la biopsia.
- Datos del servicio y médico que ha tomado la biopsia y es responsable de recibir el diagnóstico de la muestra (servicio, nombre del médico, número de empleado, teléfono interno de contacto, fecha, etc.).
- Origen anatómico de la biopsia.

El registro siempre ha de realizarse al recibir las muestras en el laboratorio.

- Resumen de historia clínica que puede ayudar al diagnóstico.
- Posible diagnóstico por el que se remite para ser estudiado.

En cada laboratorio se lleva un protocolo de registro propio, adecuado al volumen de trabajo. Normalmente se dan números correlativos por orden de llegada al laboratorio. Cuando se reciben varias muestras a la vez se pueden ordenar por tamaño, procedencia, etc., y cuando estén ordenadas se le dan números correlativos. El registro suele guardarse en ordenadores donde se introducen todos los datos de cada biopsia con su número de registro, de esta manera es más sencillo hacer las búsquedas que necesitemos o incluir los diferentes procesos de la biopsia (descripción macroscópica al ser tallado, descripción microscópica al verlo al microscopio, o el diagnóstico). Una vez hecho el registro de las biopsias, pueden pasar a ser talladas e iniciar el proceso hasta su diagnóstico final.

Las biopsias que no se incluyan enteramente para estudio anatomopatológico han de ser guardadas en un **archivo temporal.** Los fragmentos de biopsia que en un principio no sean de interés se conservan en el mismo envase en el que se enviaron al laboratorio. Todos estos envases han de ser colocados ordenadamente, de tal manera que puedan ser localizados posteriormente en un archivo adecuado para tal uso (ventilación adecuada, oscuridad y acceso restringido). El tiempo de archivo vendrá dado por el tamaño del almacén, pero nunca podrá ser inferior al tiempo necesario para realizar un diagnóstico definitivo.

RESUMEN

- ✓ En este capítulo se han repasado los **fundamentos de un laboratorio de anatomía patológica**. Es importante conocer los **equipos** y **reactivos** que utilizan y las condiciones idóneas para el tallado y estudio macroscópico y para la fijación y decalcificación de las muestras. En este proceso los errores no se pueden corregir posteriormente.
- ✓ También es importante el **correcto registro de las muestras** y comprobar que se reciben con todos los datos requeridos asociados a la muestra.

GLOSARIO

Casetes: recipientes perforados de plástico donde se introduce el material seleccionado para ser estudiado por el patólogo.

Cubreobjetos: lámina de cristal más fina que un portaobjetos, que se sitúa encima del mismo para proteger los cortes tisulares.

Fijación tisular: consiste en la interrupción de los procesos de degradación tras la muerte celular, intentando así preservar tanto la arquitectura como la estructura de células y tejidos

Microtomo: equipo para hacer secciones micrométricas de bloques de parafina.

Decalcificar: eliminación de las sales de calcio presentes en los tejidos previamente fijados.

Parafinero: equipo que contiene la parafina líquida para hacer los bloques de parafina.

Portaobjetos: fina lámina de cristal donde se colocan los cortes tisulares para ser estudiados.

EJERCICIOS

E1. **Elabora una lista con equipos para histotecnología de un laboratorio de anatomía patológica.**

E2. **Enumera tipos de fijadores.**

E3. **Describe precauciones para evitar riesgo químico.**

E4. **¿Qué datos debe tener un volante de una muestra para registrar?**

E5. **¿Qué aspectos debe incluir la descripción macroscópica de una pieza quirúrgica grande?**

E6. **Realiza un esquema de los pasos que se siguen desde que se recibe una muestra hasta que sale el informe diagnóstico.**

E7. **Describe qué es un portaobjetos y qué es un cubreobjetos.**

E8. **¿Para qué sirve el procesador de tejidos?**

E9. **Enumera artefactos causados por un mal procesamiento de la muestra.**

E10. **Establece una tabla con distintos tipos de fijadores y el uso principal de cada uno de ellos.**

EVALÚATE TÚ MISMO

1. **¿Cuál de las siguientes afirmaciones es falsa?:**
   - ❑ a) Un defecto de fijación jamás puede ser corregido.
   - ❑ b) No todos los fijadores conservan indefinidamente los tejidos.
   - ❑ c) No existe un método universal de fijación.
   - ☑ d) Cualquier fijador es válido independientemente del estudio que se vaya a realizar.

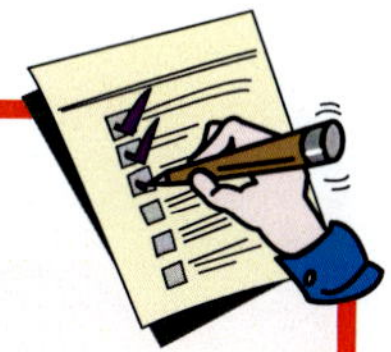

2. ¿Cuál de los siguientes no es un ejemplo de eficiencia?:

- ☐ a) Cambiar los líquidos cuando estén muy sucios.
- ☒ b) Cambiar los líquidos a diario.
- ☐ c) Guardar la cuchilla usada para desbastar.
- ☐ d) Rotar los recipientes del procesador.

3. ¿Qué dato no es relevante en una descripción macroscópica?:

- ☒ a) Olor.
- ☐ b) Color.
- ☐ c) Tamaño.
- ☐ d) Forma.

4. ¿Cuál de estos equipos no se usa en histotecnología?:

- ☐ a) Procesador. biopsias
- ☐ b) Teñidor.
- ☐ c) Montador.
- ☒ d) Centrífuga.

5. ¿Cuál es la afirmación correcta para acelerar la decalcificación?:

- ☐ a) Enfriar la temperatura.
- ☒ b) Mediante microondas.
- ☐ c) Mediante ultrasonidos.
- ☐ d) Subiendo la temperatura a 100 °C.

6. Di cuáles no son artefactos causados en la técnica quirúrgica:

- ☐ a) Aplastamiento del tejido.
- ☐ b) Inflamación crónica.
- ☐ c) Hemorragias.
- ☐ d) Inflamación aguda.

7. Si el patólogo no aprecia tumor y este estaba presente en el bloque de parafina, la causa más probable es:

- ☒ a) Mala fijación.
- ☐ b) Mala orientación del tejido.
- ☐ c) Mala coloración.
- ☐ d) Artefacto de burbuja.

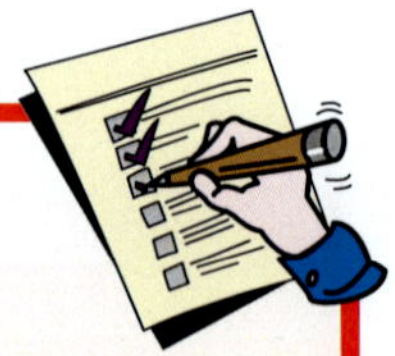

8. Si hay una zona de la preparación con una burbuja de aire que impide su correcto diagnóstico, se debe a:

- ☐ a) Un defecto de fijación.
- ☐ b) Mala orientación del tejido.
- ☐ c) Mala coloración.
- ☒ d) Mal montaje del cubreobjetos.

9. Sobre los decalcificadores, es cierto que:

- ☒ a) El volumen de decalcificador es aproximadamente 20 veces el volumen que ocupe la pieza que se va a decalcificar.
- ☐ b) Deben dejarse los bloques en el fondo del envase.
- ☐ c) Temperatura ideal: 4 °C.
- ☐ d) No debe ser renovado frecuentemente.

10. El fijador ideal para microscopia electrónica es:

- ☒ a) Formol.
- ☐ b) Líquido de Bouin.
- ☐ c) Glutaraldehído.
- ☐ d) Alcohol.

11. Es falso sobre el formol que:

- ☒ a) Es el fijador más habitual en los servicios de anatomía patológica.
- ☐ b) Actúa por reticularización de las proteínas.
- ☐ c) Es tóxico e irritante para las mucosas.
- ☐ d) Se usa diluido al 60 %.

12. ¿Cuál de los siguientes sirve para la congelación instantánea?:

- ☐ a) Formol.
- ☐ b) Glutaraldehído.
- ☒ c) Isopentano.
- ☐ d) Alcoholes.

13. Se usa para separar sustancias mediante rotación:

- ☐ a) Centrífuga.
- ☒ b) Micrótomo.
- ☐ c) Criostato.
- ☐ d) Procesador.

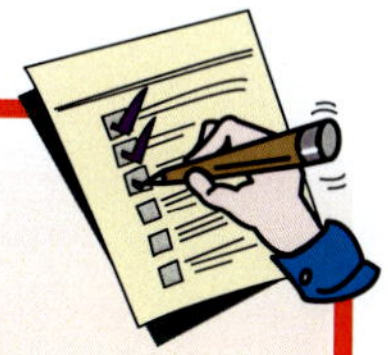

14. Son los colorantes más habituales en anatomía patológica:

- ☑ a) Hematoxilina-eosina.
- ☐ b) Plata metenamina.
- ☑ c) Giemsa.
- ☐ d) Formol.

15. Se usa para fijar citologías:

- ☑ a) Formol.
- ☐ b) Glutaraldehído.
- ☐ c) Alcohol etílico.
- ☐ d) Líquido de Bouin.

capítulo

2

REALIZACIÓN DE BLOQUES DE TEJIDOS

David de Pablo Velasco,
Pedro Espinosa González

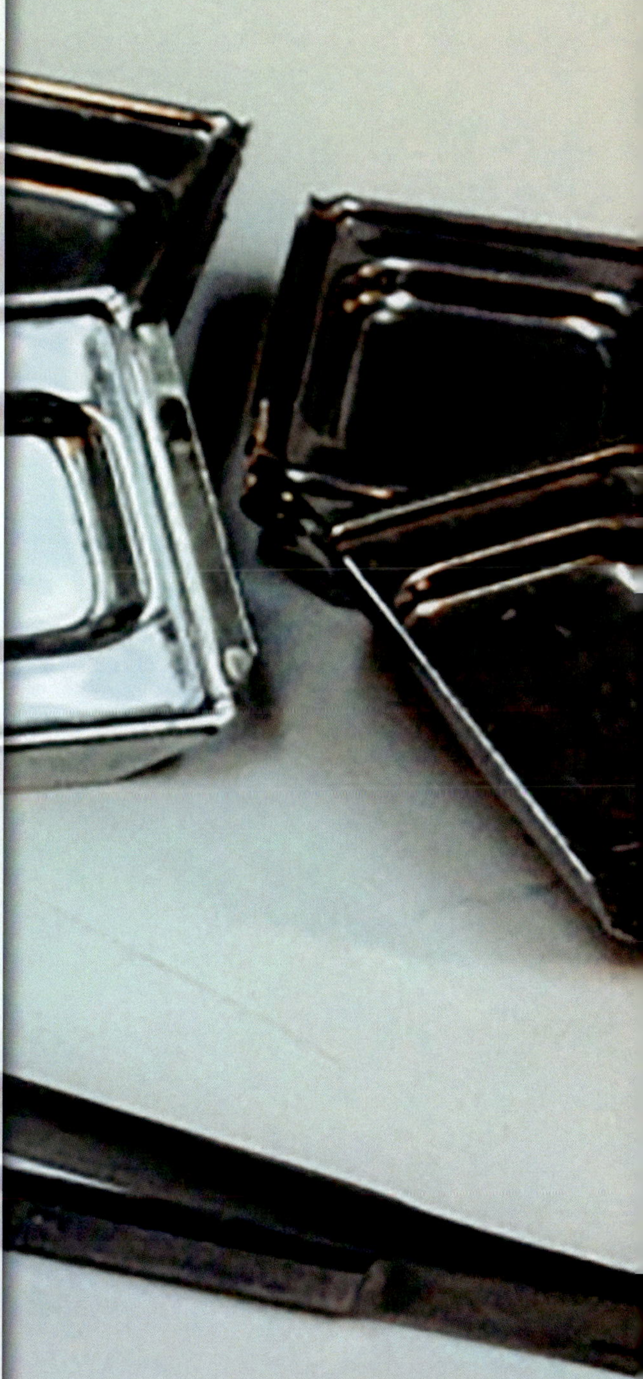

Sumario

1. Fundamentos y proceso de inclusión de muestras para microscopia óptica y electrónica: deshidratación, aclaramiento e infiltración
2. Preparación y confección de bloques. Orientación de la muestra
3. Preparación, programación, limpieza y mantenimiento de los equipos y materiales
4. Otras técnicas de procesamiento y estudio histocitológico. Análisis de imagen. Estereología. Microdisección láser

Este capítulo comprende la parte del **procesado de muestras** en la que se realizan los **bloques de tejidos,** sus **fundamentos** y **cómo realizarlo.**

Se revisan los **equipos empleados** y su **mantenimiento,** y finalmente se ven otros **métodos de procesamiento histocitológico.**

1. FUNDAMENTOS Y PROCESO DE INCLUSIÓN DE MUESTRAS PARA MICROSCOPIA ÓPTICA Y ELECTRÓNICA: DESHIDRATACIÓN, ACLARAMIENTO E INFILTRACIÓN

Entendemos como **inclusión** el proceso por el cual eliminamos completamente el agua existente en los tejidos y la sustituimos por un material sólido que mantenga la estructura y la arquitectura entre los distintos elementos, impidiendo así su fragmentación durante el corte.

1.1. Microscopia óptica

El primer paso de la inclusión es la **deshidratación**, que puede realizarse mediante agentes químicos, reactivos deshidratantes o por procedimientos fisicoquímicos. Las principales características de los agentes deshidratantes son las siguientes: no deben alterar la estructura tisular, deben ser rápidos, no endurecer demasiado los tejidos y presentar mínima toxicidad o peligrosidad. El más importante es el alcohol etílico (CH_3CH_2OH), muy inflamable y muy caro, lo que hace que industrialmente se use desnaturalizado con metanol (etanol).

Los pasos que el **proceso de deshidratación** suele seguir son los siguientes:

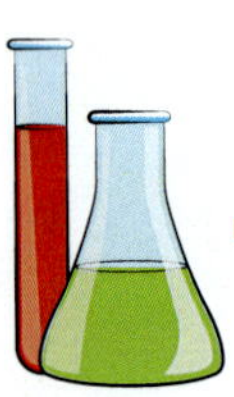

El principal agente deshidratante es el alcohol.

Graduación ascendente de los alcoholes (50°, 70°, 96° y absoluto). Ya que la acción brusca de un alcohol de alta graduación provoca una alta retracción del tejido, el volumen del alcohol debe ser 10 veces superior al volumen de la muestra que se va a deshidratar. Se recomiendan varios baños de alcohol para disminuir el riesgo de endurecimiento del tejido y para controlar el grado de saturación de agua en el alcohol. La duración de la deshidratación está en función del tejido y su contenido en agua; un exceso de tiempo causa un endurecimiento excesivo del tejido.

AMPLÍA TUS CONOCIMIENTOS

- **Acetona** (CH_3-CO-CH_3): actúa muy rápido, aunque en tiempos prolongados aumenta extraordinariamente su fragilidad.
- **Alcohol metílico** (CH_3OH): se puede usar como sustituto del alcohol etílico, aunque es muy inflamable y tóxico.
- **Alcohol butílico** ($CH_3CH_2CH_2CH_2OH$): muy lento, miscible con la parafina.
- **Dioxano.**
- **Alcohol isopropílico.**
- **Tetrahidrofurano.**

El segundo paso es el **aclaramiento.** Consiste en sustituir el agente deshidratante por una sustancia miscible con el medio de inclusión. El agente aclarante adecuado dependerá de su rapidez para eliminar el agente deshidratante, del respeto de las estructuras de los tejidos, de su fácil eliminación y de su toxicidad y peligrosidad. Se recomiendan varios baños de agente aclarante para evitar que este pierda sus propiedades. El principal agente aclarante es el xileno (dimetilbenceno), comercialmente conocido como **xilol.**

Sus principales **ventajas** son: es el más rápido, endurece poco los tejidos, fácil eliminación del medio de inclusión, fácil manejo.

Sus principales **inconvenientes** son: muy tóxico, solo aclara desde el alcohol absoluto, tiende a volver blanquecino el tejido y en tiempos prolongados endurece el tejido.

Comienzan a aparecer en el mercado productos comerciales que sustituyen al xilol; son una mezcla de hidrocarburos que se usan con los mismos procedimientos y características, pero minimizando su toxicidad en el uso.

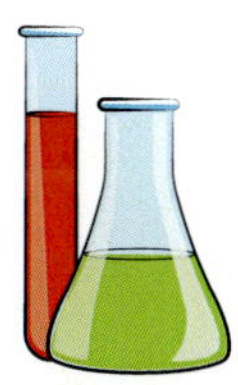

El principal agente aclarante es el xilol o xileno.

> *En la microscopia electrónica el corte debe ser extraordinariamente fino y debe conservar la estructura celular que queramos observar.*

1.2. Microscopia electrónica

A grandes rasgos, los procesos de inclusión son idénticos a los descritos para la microscopia óptica. Debemos saber cuál es el producto final que queremos obtener para usar los reactivos, tiempos y metodología adecuados. Los cortes deben presentar unas características fundamentales: el corte debe ser extraordinariamente fino y debe conservar la estructura celular que queramos observar.

- **Deshidratación:** los agentes más usados son la acetona y el etanol, solos o en combinación. Este proceso debe ser exhaustivo, ya que la menor presencia de agua imposibilitará el corte posteriormente. La cantidad de baños y sus tiempos suelen ser inferiores debido a que las muestras para microscopia electrónica son sensiblemente menores en tamaño.

- **Líquidos intermedios:** a pesar de que el etanol y la acetona son miscibles con el agente de inclusión, es muy recomendable usar un agente de transición que facilite la penetración en el medio de infiltración. El más común es el epoxipropano u óxido de propileno, cuando el medio de inclusión sea alguna epoxirresina.

- **Inclusión:** comúnmente se usan medios de inclusión de tipo plástico (los más utilizados son las epoxirresinas), aunque existen variedades. La metodología es válida en general. Suelen conservar muy bien las estructuras subcelulares. Entre sus inconvenientes encontramos su viscosidad, que dificulta la penetración en el tejido, y su elevada toxicidad.

2. PREPARACIÓN Y CONFECCIÓN DE BLOQUES. ORIENTACIÓN DE LA MUESTRA

> *En microscopia electrónica se suele usar como fijador acetona, como agente intermedio el óxido de propileno y como medio de inclusión epoxirresina.*

Una vez finalizado el proceso de inclusión en las muestras que queremos estudiar, debemos proceder a la formación de bloques sólidos que puedan ser adaptados al microtomo. Estos deben tener una dureza homogénea, plasticidad y elasticidad adecuadas para obtener cortes de calidad sin distorsión de las estructuras que forman el tejido.

En la rutina de los laboratorios, que se trabaja con parafina como medio de inclusión, los procesos de inclusión, ya se hagan manual o automáticamente, finalizan en parafina líquida (a unos 65 °C) hasta que llega el momento de hacer los bloques.

Para la realización de los bloques se utilizan las llamadas **estaciones de inclusión** o "parafineros" (Figura 2), que constan de:

- Un dispensador de parafina líquida.
- Una placa caliente, para mantener los bloques calientes hasta que realicemos el bloque o para orientar la pieza cuando estemos realizando el bloque.
- Una placa fría, de temperatura entre 10 °C y 15 °C, de pequeño tamaño, para ayudarnos a orientar la pieza al hacer el bloque, y una de mayor tamaño para ir dejando los bloques ya hechos.

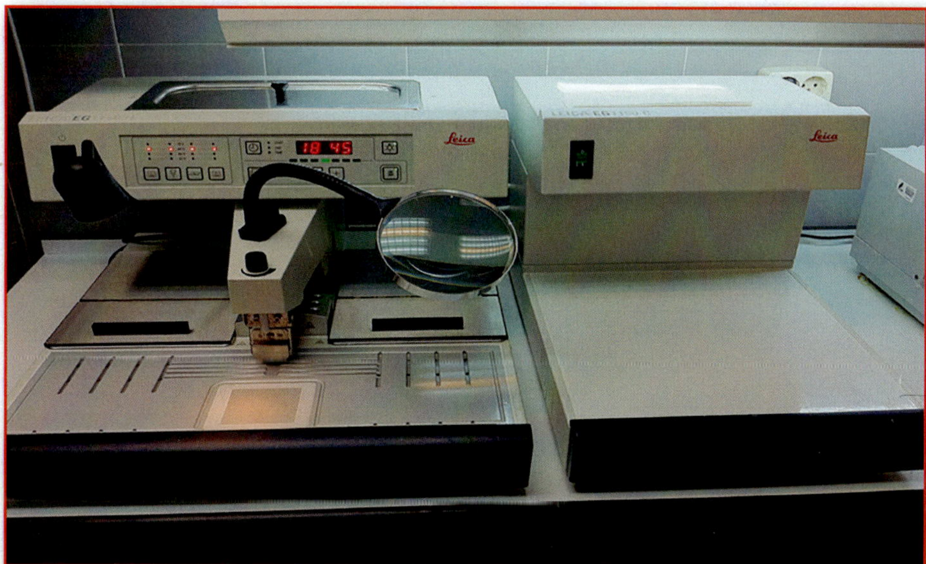

Figura 2. *Estación de inclusión.*

El material esencial para hacer bloques es el siguiente:

- **Pinzas de inclusión** (Figura 3A): deben ser metálicas, de punta redonda y con dientes; el tamaño no debe ser excesivo para evitar problemas en el manejo de las piezas pequeñas.
- **Mechero de alcohol** (Figura 3B): en el cual iremos calentando las pinzas para que no se queden pegadas a estas ni la parafina ni las muestras.
- **Moldes metálicos** (Figura 3C): podemos calentarlos y enfriarlos rápidamente para una óptima realización de bloques. Los hay de diferentes tamaños, dependiendo de la muestra, y en ellos se ajustan perfectamente los casetes en los que se ha realizado el proceso de inclusión.

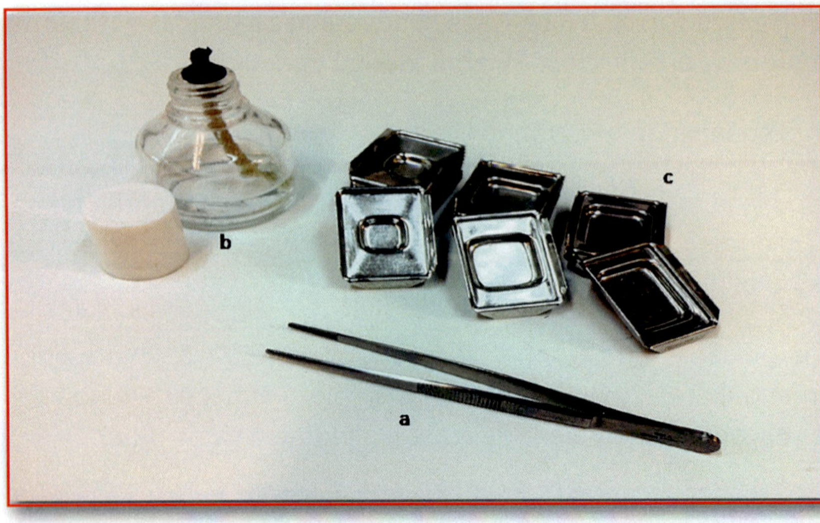

Figura 3. *Material para inclusión: pinzas (a), mechero (b) y moldes (c).*

La orientación de las muestras en los bloques es esencial para obtener un corte y posterior diagnóstico correctos. Tenemos que tener en cuenta que la base del molde es la zona donde se inicia el corte. Dependiendo del tejido de la muestra tendrá una orientación u otra.

A la hora de hacer los bloques hemos de intentar siempre:

- Disponer la muestra de tal manera que, a la hora de realizar el corte, siempre se corte la zona más blanda de tejido de inicio y la parte más dura al final.
- En la medida de posible, hemos de poner la muestra de forma que se corte y se vea la mayor cantidad posible de tejido.
- En mucosas tenemos que poner la muestra dependiendo del corte, de tal manera que se vean todas las capas del tejido.
- En las pieles es de vital importancia, para un diagnóstico adecuado, una correcta orientación; siempre hemos de poner la muestra de tal manera que se vean las diferentes capas de la piel.
- En la mayoría de las ocasiones simplemente hemos de colocar la muestra de la misma manera que el patólogo lo hizo al tallar.
- Siempre que tengamos dudas hemos de preguntar al patólogo que lo talló, una vez cortado puede no tener solución un problema de orientación.

La orientación de la muestra a la hora de hacer el bloque es fundamental.

El **proceso de realización de bloques** sería el siguiente:

- Sacar los bloques del procesador.
- Disponerlos en la placa caliente del parafinero, para mantener caliente y líquida la parafina intratisular de las muestras.

- Coger un casete, quitarle la tapa y mantenerlo sobre la placa caliente.
- Seleccionar el molde adecuado dependiendo del tamaño de la pieza.
- Dispensar parafina líquida en el molde hasta que rebase el depósito para la pieza y ponerlo en la placa caliente.
- Coger con las pinzas la muestra del casete y ponerla en el molde con la parafina líquida con la orientación adecuada; hemos de "apretar" la muestra contra el fondo para que quede toda al mismo nivel.
- Poner el molde con la muestra en la placa fría para que la parafina de la base se solidifique y la muestra no sufra variaciones en su orientación en el resto del proceso.
- Coger el casete del que hemos extraído la muestra y colocarlo sobre el molde que está en la placa fría.
- Dispensar más parafina líquida sobre el molde con la muestra y el casete, hasta que esté lleno.
- Dejar el bloque sobre la placa fría grande para que se vaya enfriando progresivamente la parafina y se constituya un bloque uniforme.
- El momento de desmoldar será cuando el bloque esté completamente frío; debe desmoldarse suavemente.

3. PREPARACIÓN, PROGRAMACIÓN, LIMPIEZA Y MANTENIMIENTO DE LOS EQUIPOS Y MATERIALES

Tenemos que tener en cuenta que toda la maquinaria que utilizamos es muy delicada. Es muy importante llevar al día el mantenimiento y la limpieza para alargar lo más posible su vida útil y la aparición de averías.

3.1. Procesador de tejidos

Por el procesador pasan gran cantidad de líquidos, algunos de ellos corrosivos.

Siempre antes de usarlo tenemos que hacer diferentes comprobaciones: limpieza propia del aparato, cantidad y limpieza de los líquidos y limpieza de la zona donde se depositen las muestras antes de su procesado. Una vez finalizado el programa del procesador, después de sacar las muestras, hay que hacer hincapié en la total limpieza de la parafina en la que finalizó el programa, de los cestillos que contienen las muestras y de la cubeta donde finalice el proceso si esta es la misma que donde empieza. Esta limpieza suele realizarse con xilol, alcohol absoluto y agua, en este orden.

AMPLÍA TUS CONOCIMIENTOS

El **mantenimiento del procesador** de tejidos tiene varios procesos:

- Periódicamente, cambiar los líquidos que se emplean por otros limpios, ya que con el paso de los días y el paso de muestras se van ensuciando y van perdiendo pureza y eficacia.
- Los servicios especializados deben llevar a cabo programas de mantenimiento periódicamente, que incluyen verificar todas las garrafas, las uniones de estas con el aparato, las mangueras por las que circulan los líquidos, motores y diversos componentes electrónicos.

3.2. Estaciones de inclusión

El mayor problema de estos aparatos es que trabajan durante muchas horas a temperaturas muy elevadas.

Antes de comenzar a usarlos, debemos comprobar que:

- La parafina del dispensador esté líquida con suficiente temperatura para su óptimo uso.
- Tener cantidad suficiente de parafina líquida para hacer todos los bloques.
- La placa caliente debe estar a la temperatura óptima.
- La placa fría debe estar fría (10-15 °C).

Normalmente las estaciones de inclusión suelen tener programadores que encienden o apagan el aparato en determinadas horas y días. De rutina, los parafineros suelen programarse para que comiencen a funcionar una hora antes de que el servicio abra y para que se apague una vez se cierra el servicio.

Se debe tener en cuenta la **limpieza de las diferentes partes que forman el parafinero:**

- **Dispensador de parafina:** si no está limpio puede obstruirse o no dispensar la parafina en condiciones óptimas.
- **Placa caliente:** pueden producirse contaminaciones entre muestras; un exceso de parafina líquida en esta zona puede hacer que se filtre por partes internas del aparato y provocar averías.
- **Placa fría:** si no se produce un buen contacto entre el molde y la placa no se solidificará bien la parafina y la orientación puede no ser correcta; la parafina sólida que pueda haber en la placa fría hace de aislante térmico entre la placa y el molde.

El mantenimiento se basa en la limpieza. Periódicamente deben realizarse limpiezas más exhaustivas vaciando los depósitos de parafina y limpiándolos. Los servicios especializados han de revisar periódicamente los componentes electrónicos del aparato y limpiar los calentadores y ventiladores que calientan y enfrían las diferentes placas y componentes.

4. OTRAS TÉCNICAS DE PROCESAMIENTO Y ESTUDIO HISTOCITOLÓGICO. ANÁLISIS DE IMAGEN. ESTEREOLOGÍA. MICRODISECCIÓN LÁSER

4.1. Otras técnicas de procesamiento

Podemos emplear otros procesos que siempre van a tener la misma finalidad, eliminar el agua de los tejidos y sustituirlos por un medio sólido que nos permita obtener secciones para estudio.

4.1.1. *Inclusión en gelatina*

Se utiliza sobre todo para cortes macrométricos de órganos completos. Al ser soluble en agua no es necesario deshidratar y aclarar, aunque sí hay que eliminar completamente el fijador del tejido.

Fijación en formol tamponado 10 %	Tiempo necesario dependiendo de la muestra y el tamaño
Lavado posfijación en agua corriente	12-24 h
Solución gelatina 10 % a 37 °C	24 h
Solución gelatina 20 % a 37 °C	12 h
Solución gelatina 20 % a 37 °C	12 h
Confección de bloque en molde son solución de gelatina 20 % y enfriar a 4 °C	Tiempo necesario (suelen ser varias horas)
Retallar el bloque al tamaño deseado	
Sumergir el bloque en formalina cálcica 10 % para endurecer	12-24 h

NOTA: todas las soluciones de gelatina deben contener para evitar la contaminación bacteriana una solución de fenol 1 %.

4.1.2. *Inclusión en celoidina*

Se emplea en trabajos neurohistológicos, muestras duras, frágiles o de gran heterogeneidad. Entre sus inconvenientes destaca que no pueden obtenerse cortes menores de 10 micras de grosor y que tiene un procesado larguísimo que puede contarse incluso en semanas.

Fijación en formol tamponado 10 %	Tiempo necesario dependiendo de la muestra y el tamaño
Alcohol etílico 70°	1-3 días (dependiendo de la muestra)
Alcohol etílico 96°	2-5 días
Alcohol absoluto	2-5 días
Mezcla alcohol-éter 50 %	12-24 h
Celoidina 2 % o nitrocelulosa 5 %	3-5 días
Celoidina 4 % o nitrocelulosa 10 %	5 días
Celoidina 8 % o nitrocelulosa 20 %	5 días
Celoidina 14 % o nitrocelulosa 30 %	Hasta evaporar completamente el solvente (consistencia de caucho)
Alcohol 80° para endurecer	Hasta que se proceda al corte

NOTA: todas las soluciones deberán guardarse en frascos herméticos.

4.1.3. *Inclusión en medios hidrosolubles*

Se utiliza para demostrar elementos intratisulares que puedan desnaturalizarse por calor o por agentes deshidratantes como por ejemplo enzimas o lípidos. El más utilizado es el polietilenglicol y sus derivados.

La fijación dependerá del elemento intratisular que pretendamos demostrar (formalina 10 % para lípidos, alcoholes para glucógeno, nada para actividad enzimática...).	
Lavado posfijación H_2O destilada	**Lavado prolongado**
Solución acuosa de polietilenglicol (pM=550) 50 %	30 min
Solución acuosa de polietilenglicol (pM=550) 70 %	30 min
Solución acuosa de polietilenglicol (pM=550) 90 %	1 h
Solución concentrada de polietilenglicol (pM=550) a 37 °C	30 min
Solución concentrada de polietilenglicol (pM=550) a 37 °C	30 min
Solución concentrada de polietilenglicol (pM=1.000) a 37 °C	30 min
Mezcla a partes iguales de polietilenglicol (pM=1.000) y activador de la polimerización a 37 °C	20 min
Solución concentrada de activador a 37 °C	20 min

NOTA: una vez realizados los bloques, guardar en nevera a 4 °C.

4.1.4. *Inclusión en plástico (resinas)*

Por ejemplo metilmetacrilato, glicolmetacrilato, butilmetacrilato, resinas hidrosolubles, etc. Se emplean para el estudio de tejido óseo sin decalcificar o materias de elevada dureza; conservan la estructura excepcionalmente.

Solución A
2-hidroxietil metacrilato..................... 320 ml
Butoxietanol.. 32 ml
Peróxido de benzoilo........................... 2 g

Solución B
Polietilenglicol (pM=400)....................... 8 partes
N,N-Dimetilanilina................................ 1 parte

Fijación en formalina tamponada	Tiempo necesario dependiendo de la muestra y el tamaño
Alcohol 70°	2 cambios de 15 min
Alcohol 96°	2 cambios de 15 min
Alcohol absoluto	2 cambios de 15 min
Solución A	2 cambios de 5 h
Mezcla de 42 partes de solución A y 1 parte de solución B	Empapar bien
Confeccionar los bloques colocando los moldes en un baño de agua fría para disipar el calor generado durante la polimerización	Toda la noche a temperatura ambiente

NOTA: hacer la mezcla de solución A y solución B en el momento de usar para evitar una polimerización espontánea.

La estereología es la interpretación espacial de secciones del material. Es especialmente útil cuando la muestra tiene una dimensión espacial menor que el material original.

4.2. Análisis de imagen

En el capítulo 6 del manual Técnicas generales de laboratorio se analizan los fundamentos de los distintos tipos de microscopia: óptica, fluorescente, electrónica y de barrido que se utilizan para ver y diagnosticar las preparaciones histológicas. También es fundamental conocer características generales de métodos de digitalización de imágenes y Telepatología, ya que hoy en día no es necesario el microscopio y se puede usar el ordenador para ver y trabajar con imágenes escaneadas y digitalizadas.

4.3. Estereología

Se define como "la interpretación espacial de secciones", teniendo en cuenta que los tejidos son tridimensionales. Normalmente en el microscopio se ven secciones bidimensionales del material, a partir de las cuales tenemos que extrapolar el aspecto tridimensional. La estereología nos da herramientas para hacerlo, por ejemplo con imágenes microscópicas en 3D, imágenes proyectadas y otros tipos de muestras. Es especialmente útil cuando la muestra tiene una dimensión espacial menor que el material original.

4.4. Microdisección láser

La microdisección por captura láser es una **técnica** práctica y fiable **para conseguir separar grupos celulares específicos** que nos interesan en una sección bidimensional de tejido de los que no nos interesan. Se emplea sobre todo para estudios moleculares. En la Figura 4 se observa cómo separamos ("capturamos") un grupo de células tumorales de todas las células inflamatorias no tumorales de alrededor. Existen distintos sistemas disponibles en el mercado y debe hacerlo un patólogo bajo control microscópico.

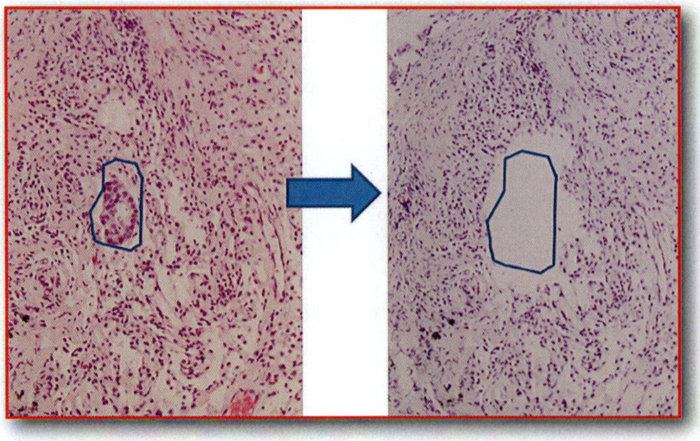

Figura 4. *Microdisección: se ha obtenido la glándula rodeada por el círculo, separando esas células del resto.*

RESUMEN

- ✓ En este capítulo se ha descrito cómo se hacen los **bloques de tejido**, recalcando la importancia de la **orientación** del tejido en el bloque y describiendo también los equipos necesarios y su mantenimiento.
- ✓ Hay que tener en cuenta que los **reactivos para inclusión** son diferentes en microscopia óptica y electrónica.

GLOSARIO

Comburente: cualquier sustancia que en ciertas condiciones de temperatura y presión puede combinarse con un combustible, provocando la combustión.

Microdisección: separación bajo control con microscopio de distintas áreas de tejido o grupos de células.

Parafina: sustancias de tipo céreo mezcladas con polímeros plásticos y otros aditivos para conservar los tejidos.

Pirofóricos: sustancias que pueden inflamarse espontáneamente en el aire. A menudo son reactivos frente al agua y por ello se inflamarán cuando entren en contacto con agua o aire húmedo.

Reticularización de las proteínas: los aldehídos forman puentes cruzados con las proteínas, adquiriendo estas una configuración rígida.

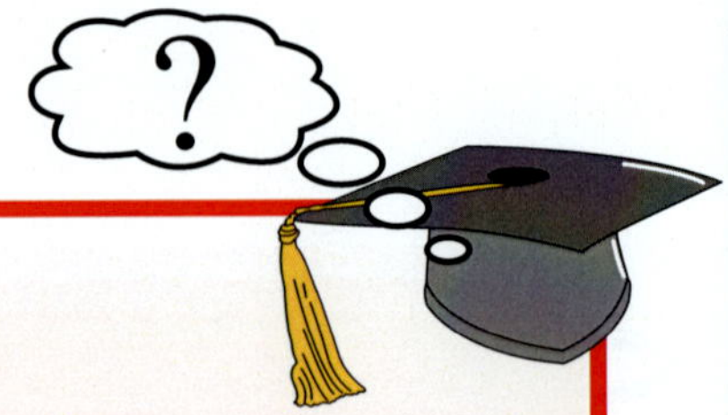

EJERCICIOS

E1. **Haz un listado con los pasos del proceso de inclusión.**

E2. **¿Cuáles son los reactivos de inclusión más frecuentes?**

E3. **¿Qué es la microdisección láser?**

E4. **¿Qué es la estereología?**

E5. **Describir otros tipos de inclusión que no sean parafina.**

E6. **¿Qué hace el procesador de tejidos?**

E7. **Describe el concepto de microdisección.**

E8. **Describe el concepto de estereología.**

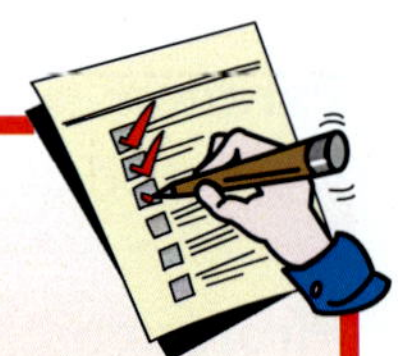

EVALÚATE TÚ MISMO

1. ¿Qué material de los siguientes no es necesario para hacer bloques?:

☐ a) Pinzas.
☒ b) Tijeras.
☐ c) Mechero de alcohol.
☐ d) Moldes.

2. ¿Quién se encarga en primer lugar del mantenimiento de los aparatos?:

☐ a) El supervisor.
☐ b) El jefe de servicio.
☐ c) El técnico que usa el aparato.
☒ d) El servicio técnico.

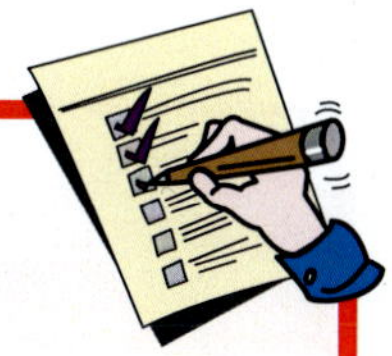

3. ¿Qué tipo de inclusión es la recomendada para tejido óseo sin decalcificar?:

❑ a) Parafina.
❑ b) Celoidina.
❑ c) Gelatina.
❑ d) Resina.

4. ¿Cuál es el orden correcto de deshidratación?:

❑ a) Xilol, alcoholes decrecientes y agua.
❑ b) Agua, alcoholes decrecientes y agua.
❑ c) Xilol, agua y alcoholes crecientes.
❑ d) Agua, alcoholes crecientes y xilol.

5. ¿Cuál no es un agente aclarante?:

❑ a) Tetrahidrofurano.
❑ b) Benceno.
❑ c) Tolueno.
❑ d) Dioxano.

6. La placa fría del parafinero está a:

❑ a) – 20 °C.
❑ b) 0-4 °C.
❑ c) 10-15 °C.
❑ d) 20-25 °C.

7. Metilmetacrilato, glicolmetacrilato y butilmetacrilato son ejemplos de:

❑ a) Inclusión en parafina.
❑ b) Inclusión en resinas.
❑ c) Parafineros.
❑ d) Inclusión en celoidina.

8. El procesador de tejidos no contiene:

❑ a) Formol.
❑ b) Alcoholes.
❑ c) Parafina.
❑ d) Hematoxilina-eosina.

9. El xilol o xileno se usa en:

❑ a) Deshidratación.
❑ b) Aclaramiento.
❑ c) Infiltración.
❑ d) Microdisección.

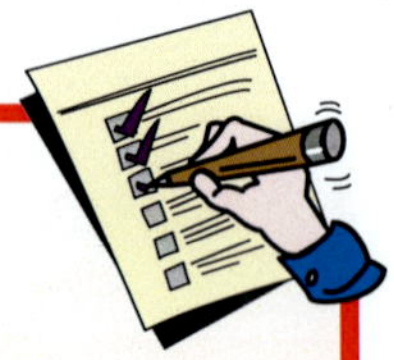

10. La deshidratación del proceso de inclusión se realiza por:

- ☐ a) Agentes químicos.
- ☐ b) Reactivos deshidratantes.
- ☐ c) Procedimientos fisicoquímicos.
- ☒ d) Todas las respuestas anteriores son correctas.

11. Para la inclusión, en microscopia electrónica, en la deshidratación se usa:

- ☒ a) Acetona.
- ☐ b) Epoxipropano.
- ☐ c) Xilol.
- ☐ d) Formol.

12. La estereología es:

- ☐ a) Usar música en el ambiente del laboratorio.
- ☒ b) Analizar la naturaleza bidimensional del tejido.
- ☒ c) Interpretación espacial de secciones de tejido.
- ☐ d) Estudio de la naturaleza de los tejidos.

13. La inclusión en celoidina se emplea en:

- ☒ a) Trabajos neurohistológicos.
- ☐ b) Detección de microorganismos.
- ☐ c) Para decalcificar.
- ☐ d) Nunca.

14. Las imágenes microscópicas en 3D se usan en:

- ☐ a) Televisión.
- ☐ b) Telepatología.
- ☐ c) Estereología.
- ☒ d) Microdisección.

15. Para que el parafinero esté en condiciones adecuadas hay que encenderlo antes de empezar a trabajar, recomendablemente:

- ☐ a) Un minuto antes.
- ☒ b) Una hora antes.
- ☐ c) Tres horas antes.
- ☐ d) Un día antes.

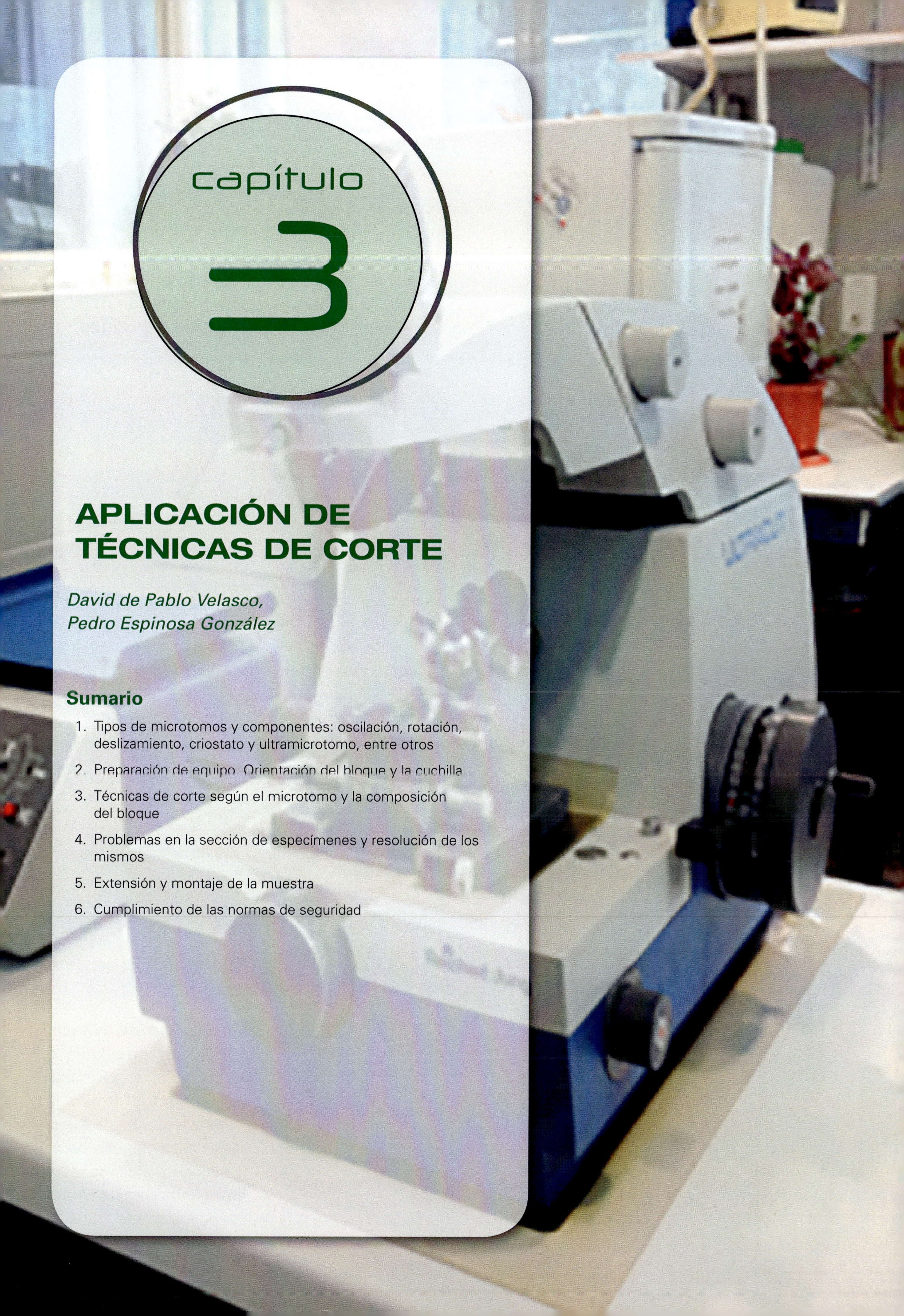

capítulo

3

APLICACIÓN DE TÉCNICAS DE CORTE

David de Pablo Velasco,
Pedro Espinosa González

Sumario

1. Tipos de microtomos y componentes: oscilación, rotación, deslizamiento, criostato y ultramicrotomo, entre otros
2. Preparación de equipo. Orientación del bloque y la cuchilla
3. Técnicas de corte según el microtomo y la composición del bloque
4. Problemas en la sección de especímenes y resolución de los mismos
5. Extensión y montaje de la muestra
6. Cumplimiento de las normas de seguridad

El **corte de los bloques de parafina** es un aspecto fundamental en el laboratorio. Un mal procedimiento puede imposibilitar el correcto diagnóstico y pérdida de tejido que no se puede recuperar.

Es preciso conocer los **tipos de micrótomos** y los **fundamentos de la técnica** en parafina, congelación o en microscopia electrónica. En este capítulo se tratan los **problemas más frecuentes y sus soluciones,** así como la importancia de seguir las **normas de seguridad.**

1. TIPOS DE MICROTOMOS Y COMPONENTES: OSCILACIÓN, ROTACIÓN, DESLIZAMIENTO, CRIOSTATO Y ULTRAMICROTOMO, ENTRE OTROS

El **microtomo** es un instrumento mecánico de precisión con el que se realizan cortes de tejido de grosor micrométrico para su estudio al microscopio. Todos los microtomos siguen el mismo principio básico de funcionamiento: una muestra de tejido incluido en un medio de homogenización (generalmente parafina) avanza, gracias a un mecanismo regulable de cremallera, sobre una cuchilla de forma periódica; así podemos conseguir cortes de distintos grosores dependiendo de lo seleccionado.

Los **componentes de un microtomo** son:

- **Portabloques** (Figura 1A): es una pinza donde se coloca el material tisular incluido en un medio de homogenización (normalmente parafina).
- **Portacuchillas** (Figura 1B): es una pinza orientable en el espacio donde se fija la cuchilla, la pinza permite tanto variar el ángulo de inclinación de la cuchilla, como la aproximación al portabloques.
- **Mecanismo de avance:** puede ser mecánico o electrónico, es el mecanismo que determina la distancia que ha de avanzar el portabloques hacia la cuchilla o al revés, este mecanismo regula el grosor de los cortes.

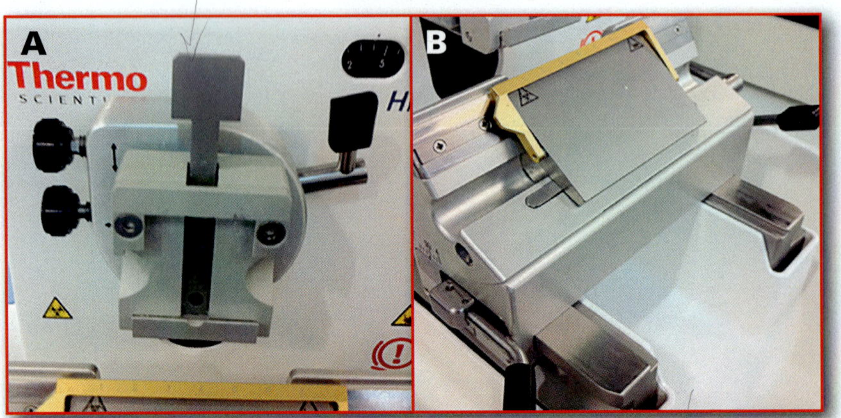

Figura 1. *Microtomo en el que se indican el portabloques (A) y el portacuchillas (B).*

1.1. Tipos de microtomos

1.1.1. *Microtomo de rotación o tipo Minot* (Figura 2)

El portabloques y la cuchilla están colocados en posición vertical. Con el movimiento de rotación del brazo del microtomo el portabloques se mueve arriba y abajo al filo de la cuchilla, además de producirse un avance automático y constante del portabloques hacia la cuchilla. Existen dos tipos: manual y automático.

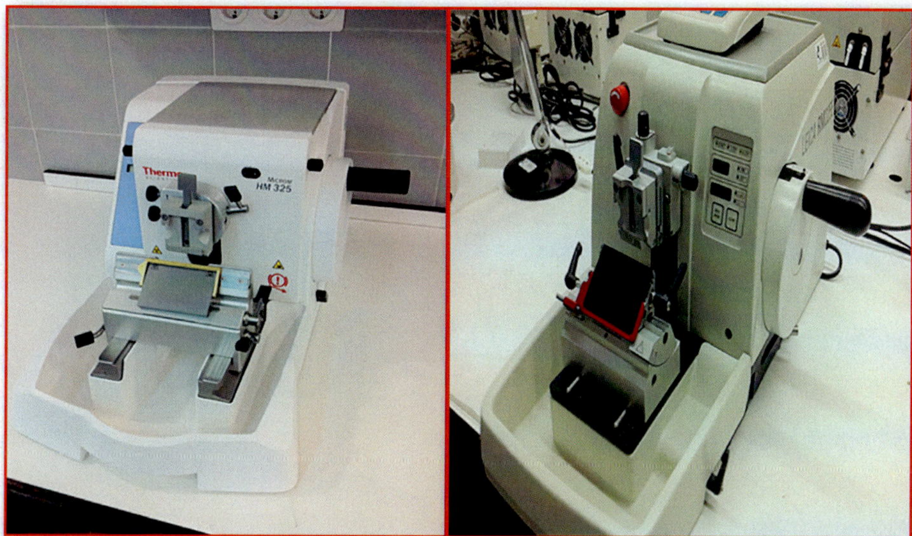

Figura 2. *Microtomo tipo Minot.*

AMPLÍA TUS CONOCIMIENTOS

- **Ventajas:** tiene una gran precisión que permite producir secciones seriadas muy finas.
- **Inconvenientes:** debido a su complejo mecanismo de avance tiene un elevado precio. No permite cortar tejidos incluidos en celoidina, gelatina y propilenglicol.

1.2. Microtomo de deslizamiento

El portabloques y la cuchilla están colocados en posición horizontal. Dependiendo del tipo de microtomo, el portabloques se desliza sobre unas guías metálicas hacia la cuchilla que está fija o viceversa.

AMPLÍA TUS CONOCIMIENTOS

- **Ventajas:** debido a su diseño y construcción sencilla, apenas ocasiona averías. Debido al gran tamaño de su cuchilla, pueden realizarse cortes en bloques de mayor tamaño. Permite realizar cortes sobre tejido incluido en celoidina.
- **Inconvenientes:** el corte es un proceso lento debido a que no se pueden sacar cortes seriados. La exposición de la cuchilla favorece los accidentes. No se pueden sacar cortes de grosor inferior a 8 micras.

1.3. Criostato o criotomo (Figura 3)

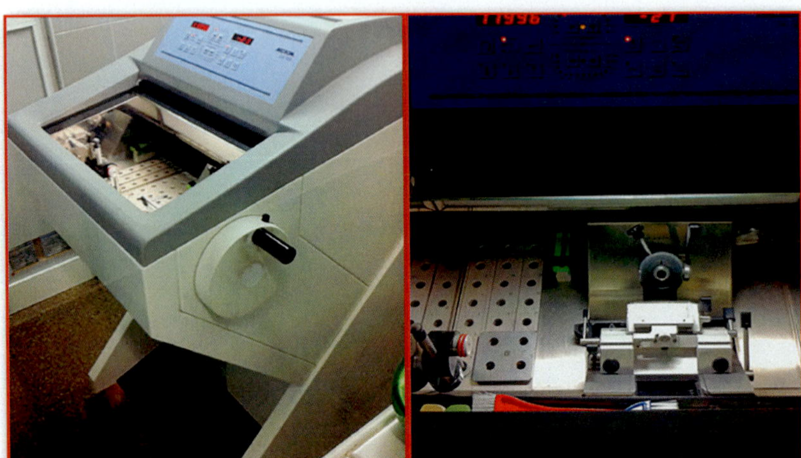

Figura 3. *Criostato.*

De uso común en los servicios de anatomía patológica, consta de un microtomo de rotación semejante al de parafina metido dentro de una cámara de congelación (entre – 22 °C y – 27 °C). El brazo de rotación para controlar el corte se encuentra en el exterior; el portabloques, el portacuchillas y el mecanismo de avance se encuentran en el interior. Se pueden llegar a sacar cortes de 2 micras, por eso no solo se usa para las intraoperatorias, sino también para estudios inmunohistoquímicos sobre tejido congelado.

1.4. Ultramicrotomo (Figura 4)

Se utiliza principalmente para cortes en microscopia electrónica. Derivado del microtomo de rotación para parafina pero con numerosas mejoras técnicas que le permiten sacar cortes de hasta unos pocos nanómetros de grosor a partir del material incluido en plástico.

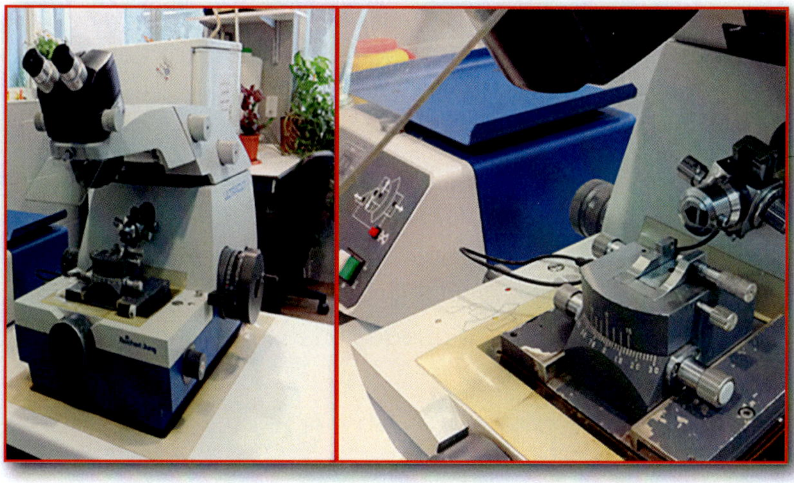

Figura 4. *Ultramicrotomo.*

2. PREPARACIÓN DE EQUIPO. ORIENTACIÓN DEL BLOQUE Y LA CUCHILLA

Antes de comenzar a trabajar con el microtomo se debe comprobar que todo esté correctamente. Hay que mirar que estén todos los componentes (portabloques, portacuchillas) y preparar todo el material complementario (cuchillas, portaobjetos, cestillos para ir dejando las muestras, etc.). Comprobar que la iluminación es adecuada tanto en la zona de corte como en la zona del baño de flotación y que el microtomo avanza suave, sin oposición.

Una vez comprobado que todo está correcto, hay que comprobar y orientar bien tanto el portabloques como el portacuchillas.

2.1. Portabloques

Para poder orientar correctamente este elemento es necesaria la ayuda de un bloque de parafina. Una mala orientación del bloque puede provocar desde cortar una zona del bloque antes que otra y no conseguir sacar un corte real de la muestra hasta romper el bloque. Se colocará el bloque en la pinza del portabloques y se hará descender el brazo del portabloques hasta que la superficie del bloque entre en contacto con

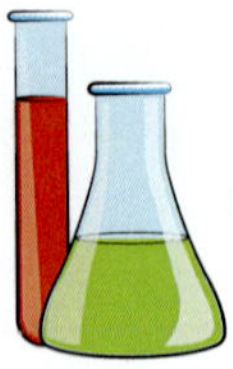

Una mala orientación del bloque puede hacer perder una parte clave de la muestra o romper el bloque.

la cara interna de la cuchilla. En ese momento hay que comprobar el paralelismo entre el bloque y la cuchilla. En caso de no ser correcto hay que corregir la irregularidad con las dos ruedas que existen en la rótula del portabloques, una para la orientación horizontal y la otra para la orientación vertical del portabloques.

2.1. Portacuchillas

Al igual que el portabloques, para poder hacer una correcta orientación del portacuchillas hay que ayudarse de un bloque de parafina. La orientación de la cuchilla viene dada por la angulación de esta con respecto al bloque. Una incorrecta orientación puede provocar desde no conseguir cortar hasta romper el bloque y la muestra. Cada microtomo precisa de una angulación que debe proporcionar el fabricante; también puede variar dependiendo del tipo de cuchilla que se use. La angulación media suele ser entre 10° y 15°, y se puede variar con una palanca que tiene el portacuchillas.

AMPLÍA TUS CONOCIMIENTOS

Tipos de cuchillas para el microtomo:

Hasta hace poco tiempo los técnicos tenían sus propias cuchillas, que ellos mismos mantenían. En la actualidad se emplean cuchillas desechables. Existen básicamente cuatro tipos de cuchillas:

- **Bicóncava en ambas caras:** para cortar bloques de parafina blanda en microtomo de rotación. Tiene la desventaja de su excesiva vibración, aunque hace cortes excelentes en tejidos suficientemente blandos.
- **Planocóncavas:** su utilización viene determinada por su grado de concavidad en su lado no plano. Las más cóncavas se usan para bloques de parafina en microtomo de deslizamiento, las menos cóncavas para cortar bloques de tejido incluido en celoidina.
- **Biplana o en cuña:** es la más habitual y se usa indistintamente para bloques de parafina o en congelación; aguanta tejidos más duros.
- **Biplana con faceta:** se emplea cuando el tejido es muy duro.

3. TÉCNICAS DE CORTE SEGÚN EL MICROTOMO Y LA COMPOSICIÓN DEL BLOQUE

En función del tipo de material del que esté compuesto el bloque que se esté trabajando, se elegirá el microtomo adecuado a ese material.

3.1. Bloques de parafina

Los cortes se realizan en **microtomos de tipo Minot.** Va a ser el trabajo de rutina en cualquier laboratorio de anatomía patológica. Lo primero será comprobar que el microtomo (el mecanismo de avance regulado entre 3 y 5 micras de grosor) y todo el material complementario que pueda ser necesario está preparado. Una vez desbastados los bloques, y asegurándose de que están en su punto óptimo para ser cortados, hay que colocar una cuchilla preparada para cortes finos.

Se coloca el bloque que se va a cortar en el portabloques (Figura 5) y se hace descender el brazo del portabloques hasta que la superficie de corte del bloque entre en contacto con la cara interna de la cuchilla (Figura 6). Iniciar el movimiento rítmico del volante de inercia para comenzar a subir y bajar el portabloques; de esta manera se obtiene una tira continua de cortes (Figura 6). Para evitar que la tira se agrupe en la cuchilla, con la ayuda de la mano (Figura 6) o de un pincel, coger la tira provocando cierta tensión para mantenerla estirada. Una vez obtenidos los cortes deseados se posan sobre un baño de agua caliente (40-50 °C). La tira que obtenemos también se puede recoger con unas pinzas especiales para evitar la contaminación del tejido si se va a utilizar para estudio genético.

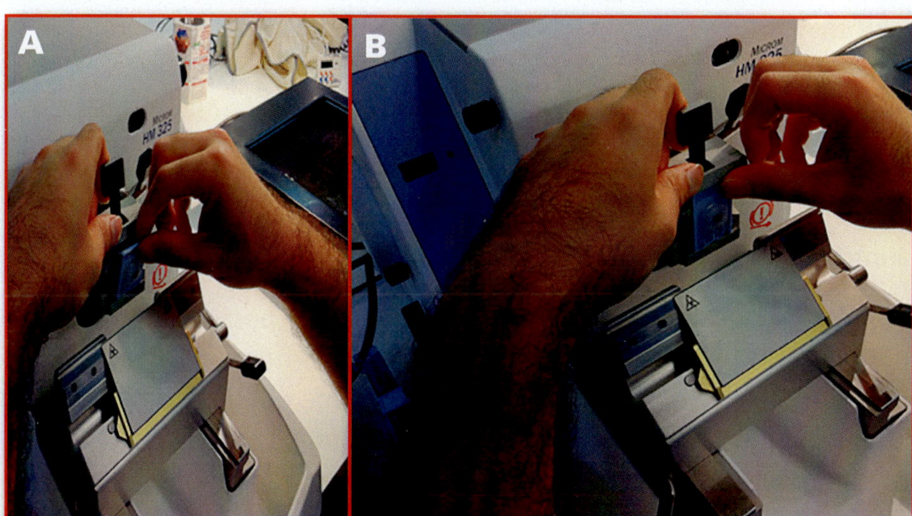

Figura 5. *Inserción del bloque en el portabloques.*

RECUERDA QUE

Si una vez desbastados los bloques los ponemos a enfriar en un hielo un poco derretido (con un poco de agua líquida) se conseguirá que, además de enfriar, los bloques se hidraten un poco y se obtengan cortes de mayor calidad.

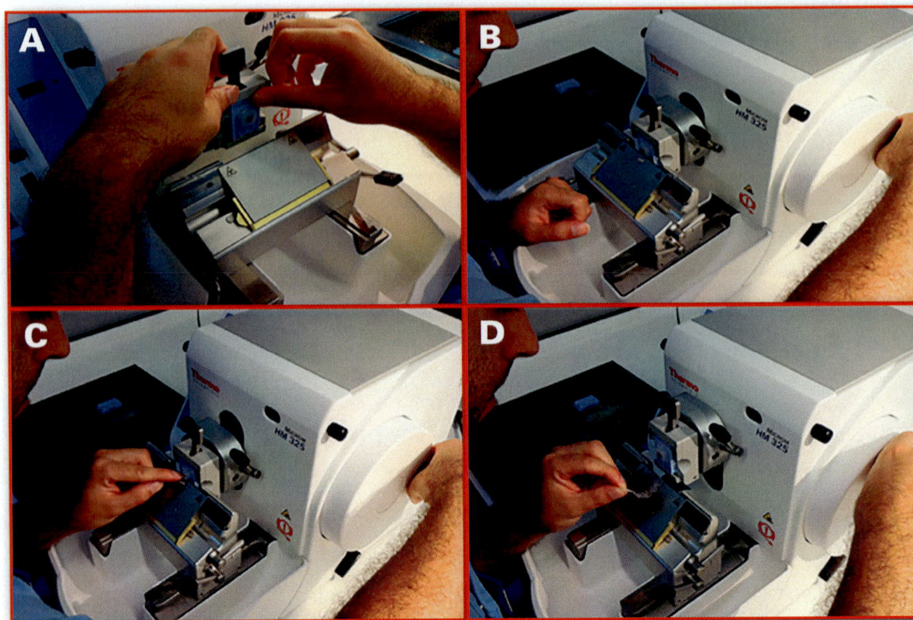

Figura 6. *Proceso de corte: se coloca bloque (A), se gira la rueda para que la cuchilla corte una sección (B) y se recogen esas secciones (C y D).*

3.2. Bloques de celoidina

Los cortes se realizan en un microtomo de deslizamiento, preferentemente con cuchilla fija y portabloques deslizante. Una vez que se tiene todo el material necesario preparado y el bloque fijado al portabloques se pasa a desbastarlo. A pesar de que la celoidina posee mayor dureza y rigidez, el desbastado se realiza de forma similar a los bloques de parafina. Para poder obtener buenos cortes hay que impregnar continuamente tanto la cuchilla como la superficie del bloque con etanol 70°; también los cortes, para evitar que se enrollen sobre sí mismos. Así, se obtendrán cortes de uno en uno empujando el portabloques contra la cuchilla. Estirar los cortes con etanol 70° sobre la propia cuchilla. Depositar los cortes sobre un baño de alcohol 70°.

3.3. Bloques de material congelado

En la actualidad, casi en exclusiva, se utiliza el criostato para realizar estas secciones. Prácticamente la totalidad de su uso queda destinado a intraoperatorias.

El material sin fijar se congela conjunto con un medio sintético como el OCT, que una vez congelado queda con la misma consistencia y propiedades que el tejido congelado, por lo que quedan como un único bloque. Tanto el material como el medio sintético se congelan directamente sobre una pletina metálica que ayuda a transmitir el frío y mantiene el material congelado. Estas pletinas se ensamblan perfectamente en el portabloques del criostato.

Colocar la pletina sobre el portabloques, orientar y desbastar el bloque igual que la parafina. La manera de obtener los cortes es muy similar a la de la parafina, la mayor diferencia es la necesidad de utilizar un medio para evitar que el corte se enrolle. Los criostatos suelen tener un sistema llamado "antirrol", que consiste en una lámina de plástico o cristal que se apoya directamente sobre el filo de la cuchilla. También es posible ayudarse con un pincel, para ir estirando con mucha delicadeza a medida que se va sacando el corte. Para coger los cortes hay que apoyar directamente el portaobjetos sobre el corte que está en la pletina del portacuchillas; por la diferencia de temperatura el tejido se queda pegado a este último.

4. PROBLEMAS EN LA SECCIÓN DE ESPECÍMENES Y RESOLUCIÓN DE LOS MISMOS

Debido a la existencia de diferentes problemas que pueden surgir, no siempre es fácil obtener buenos cortes. A continuación se presentan algunos de los casos más comunes.

Problema	Causa	Posible solución
Cortes muy arrugados	El bloque no está suficientemente frío	Poner a enfriar el bloque unos minutos
	La cuchilla ha perdido su filo por el uso	Mover la cuchilla a una zona sin usar o poner una cuchilla nueva
	La inclusión no se ha realizado correctamente	Si es en una pequeña zona se continúa el proceso y que valore el patólogo al microscopio. Si es una zona grande hay que invertir el proceso de inclusión y realizarlo de nuevo en condiciones óptimas
Cortes con efecto persiana	La angulación de la cuchilla es superior a 15°	Disminuir la angulación y situarla entre 10° y 15°
	La cuchilla o el bloque no están bien sujetos por la pinza o el portacuchillas por lo que se produce vibración	Reajustar las sujecciones de ambas o llamar al servicio técnico para un reajuste de dichas piezas
No se llega a realizar el corte	La angulación de la cuchilla es inferior a 10°	Aumentar la angulación de la cuchilla y situarla entre 10° y 15°

(Continúa en la página siguiente)

Problema	Causa	Posible solución
Cortes con estrías verticales	El material tiene calcificaciones	Dependiendo del tamaño de la calcificación: Si es pequeña poner el bloque a enfriar sobre líquido decalcificador Si es grande invertir el proceso de inclusión y tratar la pieza con decalcificador
	El material contiene grapas o hilo de sutura quirúrgicos	Intentar extraer el objeto dañando lo menos posible el tejido. En caso de ser grande en tamaño o en cantidad es mejor deshacer el bloque y eliminar los objetos con la parafina líquida
	La cuchilla está dañada por cortes anteriores de material con calcificaciones o material quirúrgico	Mover la cuchilla a una zona sin usar o poner una cuchilla nueva
Alternancia de un corte fino y un corte grueso	El material es de consistencia muy firme o dura	Ralentizar la velocidad de corte
	El mecanismo de avance no va suave	Intentar lubricar el sistema de avance
		Llamar al servicio técnico para revisión y mantenimiento del microtomo
No corta uniformemente la superficie del bloque (pega saltos)	El material es de consistencia muy firme o dura	Ralentizar la velocidad de corte
	El mecanismo de avance no va suave	Intentar lubricar el sistema de avance
		Llamar al servicio técnico para revisión y mantenimiento del microtomo
No sale todo el tejido (agujeros en mitad del tejido)	No está completamente desbastado el bloque	Desbastar un poco más con la precaución de no agotar otras zonas del bloque
	Parte del tejido es graso	Coger los cortes y que el patólogo valore al microscopio
	No está bien realizada la inclusión	Si es en una pequeña zona se continúa el proceso y que valore el patólogo al microscopio. Si es una zona grande hay que invertir el proceso de inclusión y realizarlo de nuevo en condiciones óptimas

5. EXTENSIÓN Y MONTAJE DE LA MUESTRA

5.1 Maniobras de extensión de cortes

El baño de flotación es un **depósito de agua caliente** (entre 40 °C y 50 °C) donde se depositan los cortes de parafina una vez realizados. Debido a la **tensión superficial** que se crea en la superficie del agua, los cortes flotan; además, por la temperatura, y con un poco de ayuda de un pincel o una aguja histológica, se pueden solventar y eliminar posibles arrugas de pequeño tamaño que hayan podido surgir a la hora de depositar el tejido sobre el agua.

Una vez estén los cortes en el baño (Figura 7) se pueden seleccionar los cortes de mayor calidad. Hay que ser consciente de que lo importante es el tejido y no la parafina de alrededor; que en la parafina aparezcan arrugas, agujeros, etc., no es importante a la hora de seleccionar los mejores cortes. Siempre se aconseja sacar varios cortes de más para poder seleccionar posteriormente los mejores.

RECUERDA QUE

A la hora de depositar los cortes en el baño de agua caliente se debe comenzar por la parte de la tira más alejada de nosotros y dejarlos en la superficie progresivamente, en lugar de depositarlos en plano; esto ayudará a estirar los cortes y a evitar que quede aire entre el agua y el corte de parafina.

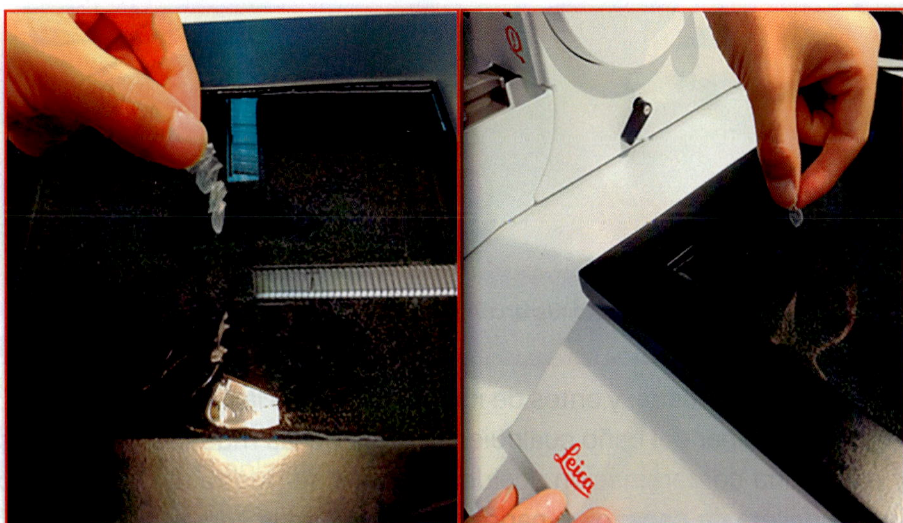

Figura 7. *Extensión de los cortes en el baño caliente para estirarlos y evitar pliegues.*

Hay que tener precaución a la hora de manejar el baño de flotación. Al calentar el agua se producen burbujas de gas en el fondo del baño, en un golpe podrían desprenderse. Si existen cortes en la superficie del agua y alguna burbuja se queda atrapada debajo no se podrá eliminar sin dañar el tejido.

5. EXTENSIÓN Y MONTAJE DE LA MUESTRA

5.1. Maniobras de extensión de cortes

El baño de flotación es un **depósito de agua caliente** (entre 40 °C y 50 °C) donde se depositan los cortes de parafina una vez realizados. Debido a la **tensión superficial** que se crea en la superficie del agua, los cortes flotan; además, por la temperatura, y con un poco de ayuda de un pincel o una aguja histológica, se pueden solventar y eliminar posibles arrugas de pequeño tamaño que hayan podido surgir a la hora de depositar el tejido sobre el agua.

Una vez estén los cortes en el baño (Figura 7) se pueden seleccionar los cortes de mayor calidad. Hay que ser consciente de que lo importante es el tejido y no la parafina de alrededor; que en la parafina aparezcan arrugas, agujeros, etc., no es importante a la hora de seleccionar los mejores cortes. Siempre se aconseja sacar varios cortes de más para poder seleccionar posteriormente los mejores.

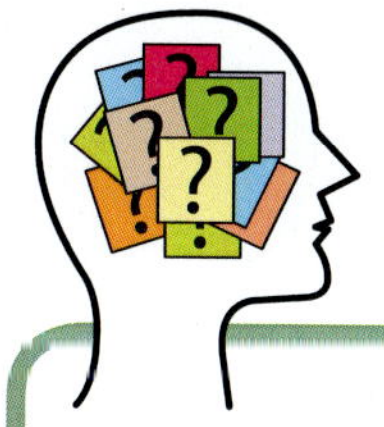

RECUERDA QUE

A la hora de depositar los cortes en el baño de agua caliente se debe comenzar por la parte de la tira más alejada de nosotros y dejarlos en la superficie progresivamente, en lugar de depositarlos en plano; esto ayudará a estirar los cortes y a evitar que quede aire entre el agua y el corte de parafina.

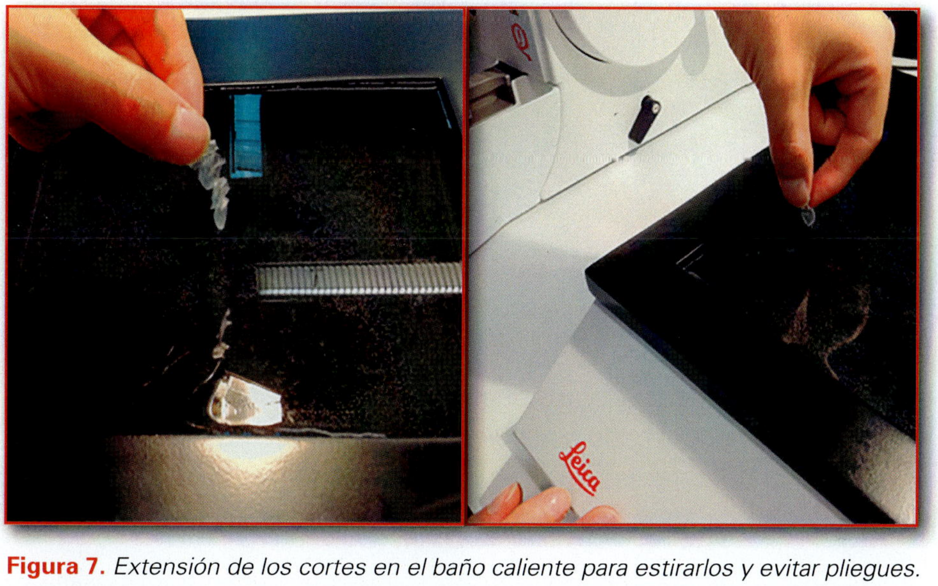

Figura 7. *Extensión de los cortes en el baño caliente para estirarlos y evitar pliegues.*

Hay que tener precaución a la hora de manejar el baño de flotación. Al calentar el agua se producen burbujas de gas en el fondo del baño, en un golpe podrían desprenderse. Si existen cortes en la superficie del agua y alguna burbuja se queda atrapada debajo no se podrá eliminar sin dañar el tejido.

5.2. Captura y secado de las preparaciones

Una vez elegidos los cortes para el estudio, se introduce verticalmente en el baño un **portaobjetos debidamente identificado** con el número de la muestra que se está seleccionando. Con la ayuda del pincel, se orientan los cortes hacia el portaobjetos hasta que el lateral del primer corte toque el lateral del portaobjeto, así se conseguirá la adherencia necesaria para que el corte no se deslice por el portaobjetos (Figura 8). Extraer poco a poco el portaobjetos del agua, dejando drenar el agua por gravedad. En caso de necesidad se puede volver a introducir el portaobjetos verticalmente en el agua para despegar el corte y volver a orientar.

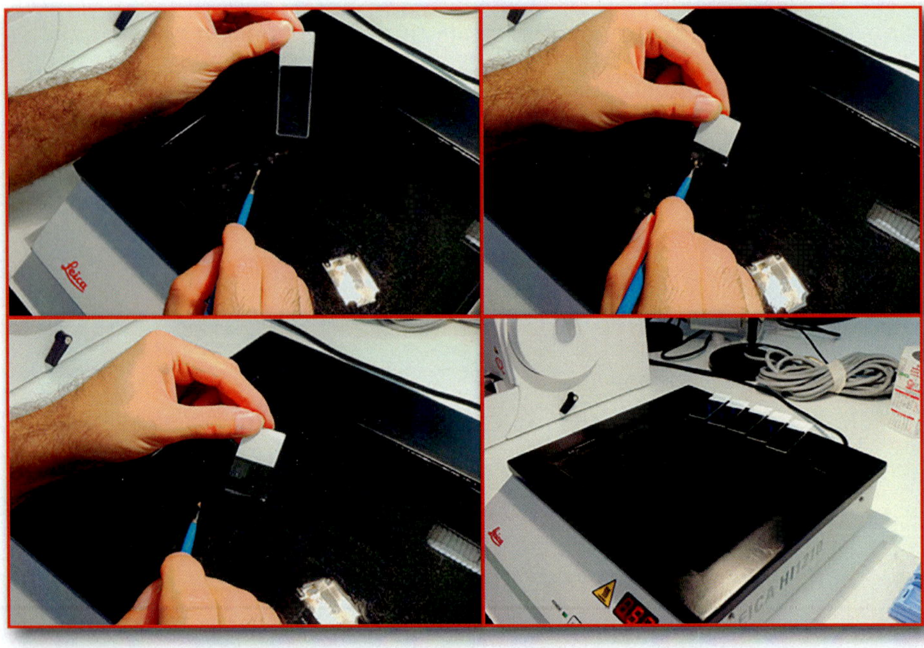

Figura 8. *Captura de las secciones en un portaobjetos.*

Tras tomar la muestra, y antes de iniciar el corte de la siguiente muestra, hay que eliminar del baño cualquier vestigio de las muestras anteriores y evitar una contaminación accidental. Esto se puede hacer pasando una servilleta de papel o un papel de filtro sobre la superficie del agua.

Si el material es graso y al depositar los cortes sobre el agua caliente estos se deshacen, hay que probar a depositar los cortes sobre un baño con agua fría; si persiste el problema, hay que mojar el portaobjetos, ponerlo horizontalmente sobre el borde del baño caliente y depositar directamente los cortes sobre el portaobjetos mojado.

Una vez obtenidos varios cortes se deben secar bien para evitar que se desprendan. La técnica más común es metiendo los cortes en una estufa de calor seco a 60 °C durante 30 minutos, pero también pueden ponerse a 37 °C de un día para otro. Poner los cortes a secar a temperaturas mayores de 70 °C puede provocar daños irreparables en los tejidos.

5.3. Soluciones adherentes para portaobjetos

Para conseguir mejorar la adherencia al portaobjetos cuando se va a someter a altas temperaturas se emplean las gelatinas y la polilisina, como en inmunohistoquímica o estudios de hibridación *in situ*. La gelatina se añade al baño de flotación (cantidad mínima). La polilisina se coloca una gota en el portaobjetos y se frota con otro; se deja secar al aire libre para su uso ulterior.

Dilución

90 cm^3 de agua destilada y 10 cm^3 de polilisina.

6. CUMPLIMIENTO DE LAS NORMAS DE SEGURIDAD

Se seguirán los principios de la Ley de Prevención de Riesgos Laborales (Ley 31/95 del 3 de diciembre de 2003), además del sentido común.

En el corte de muestras se manejan muestras biológicas y químicas, además de materiales punzantes y cortantes. Es importante tener muy en cuenta los peligros, confiarnos puede provocar bajar la guardia y tener accidentes. Manejando el microtomo existe el riego potencial del corte (por las afiladas cuchillas) y el aplastamiento (entre el portabloques y el portacuchillas).

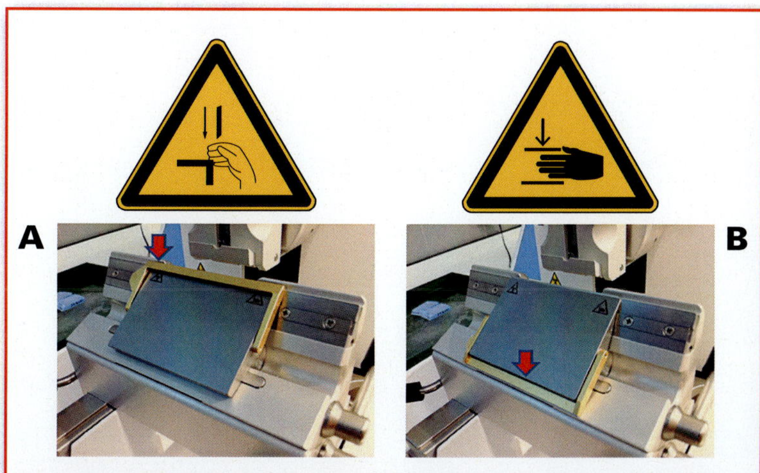

Figura 9. *Equipo de seguridad sobre la cuchilla. Protegida para evitar cortarse (A) y preparada para cortar (B).*

Normalmente los propios aparatos traen equipos de seguridad. En el caso de las cuchillas, el portacuchillas incorpora una pieza que tapa la cuchilla cuando no se vaya a usar en tan poco tiempo que no merezca la pena quitarla (Figura 9). En el caso del portabloques, los aparatos traen un freno para que el volante de inercia quede bloqueado cuando no se vaya a usarlo, de esta forma el portabloques no se mueve.

El **baño de flotación** es un equipo eléctrico que contiene agua. Siempre debe manejarse con cuidado para que no se produzcan vertidos de agua que puedan entrar en el aparato. El aparato siempre debe estar enganchado a un enchufe con toma de tierra. Como la finalidad del aparato es calentar el agua que contiene, si no se controla bien la temperatura o hay un fallo se corre el riesgo de quemadura por superficie caliente. Se debe comprobar la temperatura del agua periódicamente (Figura 10).

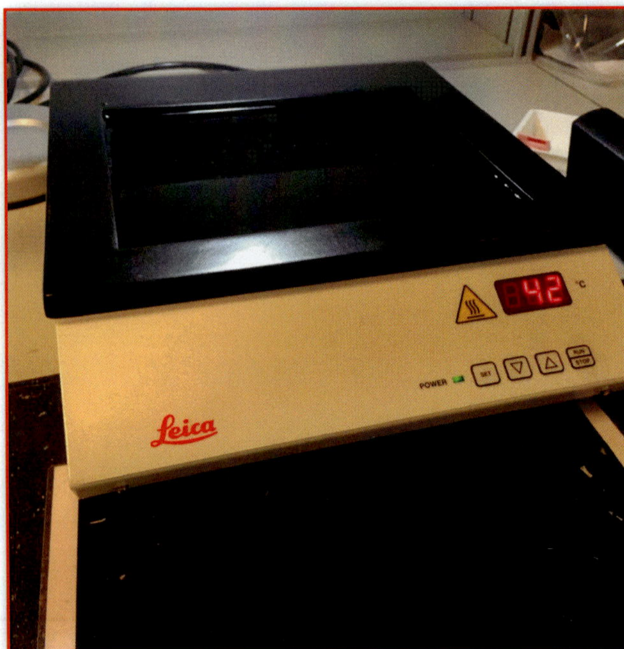

Figura 10. *Baño de flotación con indicador luminoso de temperatura y señal de peligro de alta temperatura.*

RESUMEN

- ✓ Hemos visto que los micrótomos pueden ser de distintos tipos y cómo son los procesos de realización de cortes, extensión en baño de flotación, captura y secado.
- ✓ Existen materiales como la polilisina que aumentan la adherencia del tejido al portaobjetos. Es fundamental la toma de precauciones, ya que el micrótomo es una de las causas más frecuentes de accidentes en el laboratorio.

GLOSARIO

Autolisis: proceso por el cual, después de la muerte, se produce la autodigestión enzimática celular, provocada por la salida del contenido lisosómico al citoplasma por rotura de las membranas delimitantes de estos orgánulos.

Criostato: instrumento de precisión con el que se realizan cortes en congelación de grosor micrométrico para su estudio en el microscopio.

Microtomo: instrumento mecánico de precisión con el que se realizan cortes de tejido de grosor micrométrico para su estudio en el microscopio.

OCT: medio sintético que favorece la realización de cortes en criostato a temperaturas muy bajas (– 20 °C).

Putrefacción: efecto ejercido por determinadas toxinas y enzimas bacterianas sobre los tejidos.

EJERCICIOS

› **E1.** **Describe qué significan las señales siguientes.**

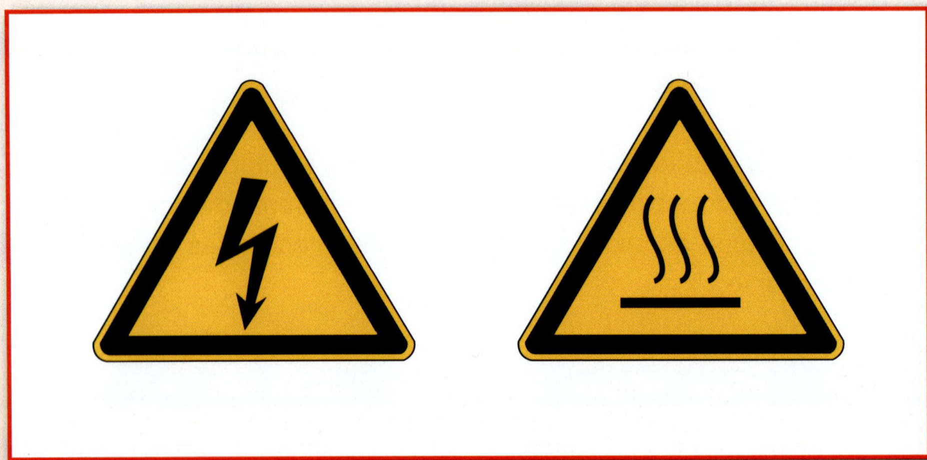

› **E2.** **¿Qué precauciones hay que tomar al cortar un bloque en el micrótomo?**

› **E3.** **¿Cómo se captura un corte de parafina?**

› **E4.** **Realiza un listado con cinco problemas frecuentes y sus causas.**

› **E5.** **Describe el proceso de extensión y captura.**

› **E6.** **Describe sustancias adherentes al portaobjetos y su uso.**

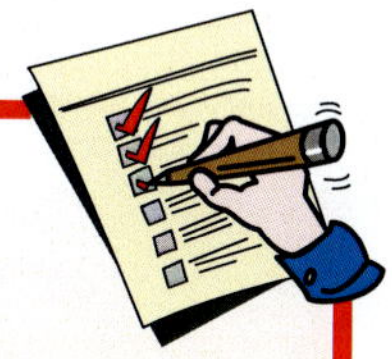

EVALÚATE TÚ MISMO

1. ¿De qué nos ayudaremos para orientar el portabloques?:

☑ a) Un bloque de parafina.
❑ b) La vista.
❑ c) El ángulo.
❑ d) Una cuchilla.

2. ¿Cuál es el microtomo de uso rutinario en un laboratorio de anatomía patológica?:

❑ a) De deslizamiento con cuchilla fija y portabloques móvil.
❑ b) Ultramicrotomo.
❑ c) De deslizamiento con portabloques fijo y cuchilla móvil.
☑ d) Tipo Minot.

3. ¿Cuál es el grosor correcto de los cortes de rutina?:

❑ a) De 1 a 5 micras.
❑ b) De 3 a 8 micras.
☑ c) De 3 a 5 micras.
❑ d) De 1 a 10 micras.

4. ¿Cuál es la temperatura idónea del baño de flotación?:

☑ a) Entre 40 °C y 50 °C.
❑ b) Entre 20 °C y 40 °C.
❑ c) Entre 50 °C y 70 °C.
❑ d) Más de 40 °C.

5. ¿Cuál no es un tipo de cuchilla para micrótomo?:

❑ a) Biplana.
❑ b) Biconvexa.
❑ c) Planocóncava.
☑ d) Bicóncava.

6. Se usa para aumentar la adherencia al portaobjetos:

☑ a) Parafina.
❑ b) Acetona.
❑ c) Polilisina.
❑ d) Formol.

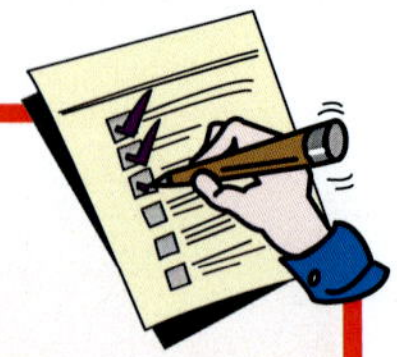

7. Si los cortes salen muy arrugados, la causa más probable es que:

- [ ] a) Son bloques muy antiguos.
- [ ] b) El bloque no está suficientemente frío.
- [x] c) El bloque debe estar más caliente.
- [ ] d) No se ha usado polilisina.

8. El secado de portaobjetos suele ser a:

- [ ] a) 60 °C durante 30 minutos.
- [ ] b) 80 °C durante 30 minutos.
- [ ] c) 40 °C durante 30 minutos.
- [ ] d) 80 °C durante 1 hora.

9. El OCT:

- [ ] a) Es fijador.
- [ ] b) Aumenta la adherencia.
- [x] c) Es un medio sintético para mejorar congelación.
- [ ] d) Es un objeto contundente traumático.

10. ¿Cuál es el grado de inclinación de la cuchilla del micrótomo más habitual?:

- [ ] a) 0°.
- [x] b) 10-20°.
- [ ] c) 45°.
- [ ] d) 90°.

11. Para cortar biopsias intraoperatorias se utiliza:

- [ ] a) Microtomo.
- [ ] b) Ultramicrotomo.
- [x] c) Criostato.
- [ ] d) Microdisección láser.

12. Para microscopia electrónica se emplea:

- [ ] a) Microtomo.
- [ ] b) Ultramicrotomo.
- [ ] c) Criostato.
- [x] d) Microdisección láser.

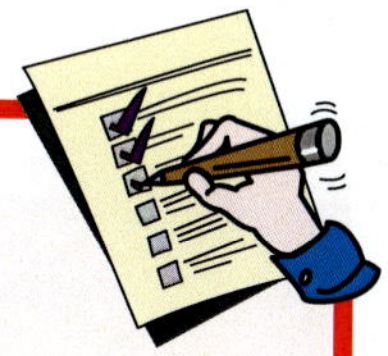

13. Para secar bien los cortes y evitar que se desprendan hay que:

- ☐ a) Aplicar calor seco a 60 °C durante 30 minutos.
- ☒ b) Aplicar calor seco a 37 °C de un día para otro.
- ☒ c) Las respuestas a y b son correctas.
- ☐ d) Poner los cortes a secar a temperaturas mayores de 70 °C.

14. Los criostatos suelen tener una lámina de plástico o cristal, que se apoya directamente sobre el filo de la cuchilla, que sirve para:

- ☐ a) Evitar cortarse.
- ☒ b) Evitar que el corte se enrolle (sistema llamado antirrol).
- ☐ c) Secar los cortes.
- ☐ d) Afilar la cuchilla.

15. Sobre el portacuchillas del microtomo, es cierto que:

- ☐ a) Puede variar el ángulo de inclinación de la cuchilla.
- ☐ b) Puede variar la aproximación al portabloques.
- ☐ c) Actualmente suelen usar cuchillas desechables.
- ☒ d) Todas las respuestas anteriores son correctas.

capítulo 4

APLICACIÓN DE TÉCNICAS DE TINCIÓN

Lourdes Estrada Muñoz

Sumario

1. Fundamentos y mecanismos generales de coloración
2. Coloraciones histológicas de conjunto
3. Técnicas de coloración no histoquímicas para la identificación de sustancias: lípidos, glucógeno, mucina, fibrina y tejido conjuntivo, entre otros métodos para estudios neurohistológicos
4. Tinciones para la visualización de microorganismos
5. Contrastado en microscopia electrónica

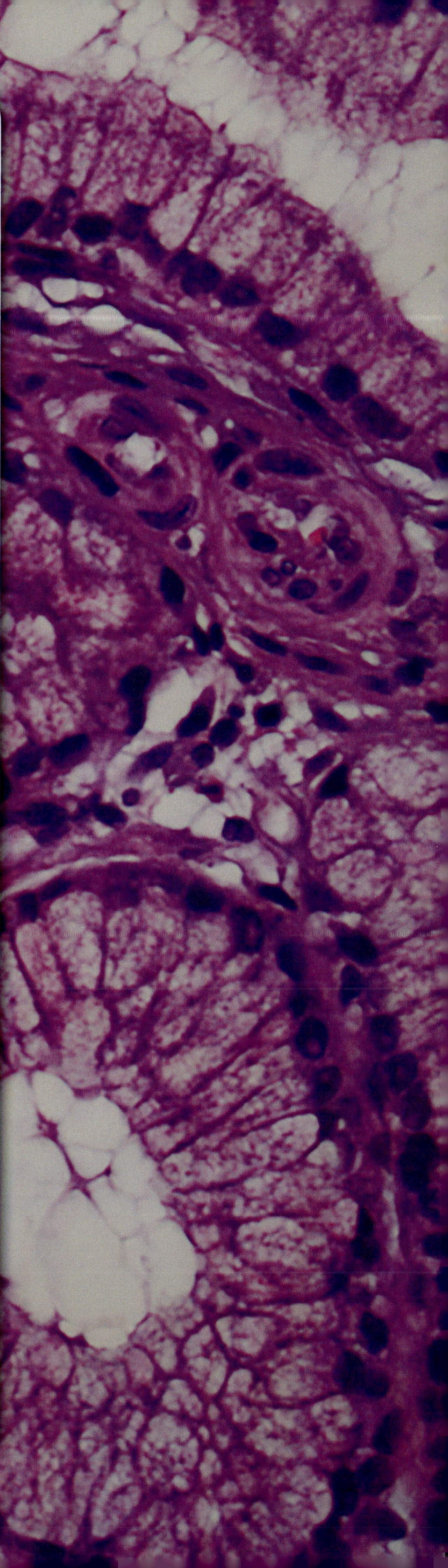

En este capítulo se tratan las **bases de las técnicas de coloración,** mediante las cuales es posible examinar los tejidos al microscopio.

Se verán **técnicas no histoquímicas** y algunas para **tinción de microorganismos,** aunque las más importantes para ver sustancias específicas y microorganismos son las técnicas histoquímicas e inmunohistoquímicas, que se estudiarán en capítulos posteriores.

1. FUNDAMENTOS Y MECANISMOS GENERALES DE COLORACIÓN

Por lo general, todos los tejidos de origen animal son incoloros salvo que contengan algún tipo de pigmento, adoptando así el color que aquel le proporciona. El fundamento de cualquier método de tinción radica en la propiedad que poseen todos los tejidos para incorporar y fijar de modo variable diversas sustancias coloreadas; a dichas sustancias se les llama **colorantes.**

1.1. Tipos de colorantes

- **Colorantes naturales:** se encuentran en la naturaleza; por ejemplo, hematoxilina, carmín, safranina, orceína, etc.
- **Colorantes artificiales:** la mayoría son derivados de anilina.

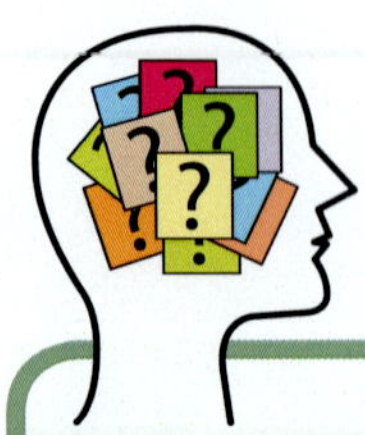

RECUERDA QUE

El fundamento de cualquier método de tinción radica en la propiedad que poseen todos los tejidos para incorporar y fijar de modo variable diversas sustancias coloreadas.

1.2. Naturaleza química de los colorantes

Los colorantes suelen ser hidrosolubles y se caracterizan por unirse a ciertas moléculas por afinidades químicas. Tienen un esqueleto incoloro (sustancias como el benceno, naftalina y antraceno). La absorción de luz en el ultravioleta añade nuevos grupos químicos a la molécula y pasan a la zona del espectro visible, son los denominados "cromóforos" que aporta el color. Y si el color sigue oculto a la vista se agrega un "auxocromo" que se une a los componentes celulares (intensifica el color).

1.2.1. *Clasificación de los colorantes*

- **Según el color del que tiñe:** si tiñe de su mismo color se dice que es "ortocromático", si tiñe en otro color se dice que es "metacromático".

- **Según la naturaleza química del cromóforo:** nitrosos, ozoicos, derivados de la antroquinona, derivados de la acridina y derivados de difenilmetano.

- **Según la naturaleza química del radical auxocromo:**
  - **Básicos:** son sales cuya base aporta el color y la parte ácida es incolora. Tienen afinidad por sustancias ácidas del tejido como el ADN, coloreando el núcleo y el ARN. Por ejemplo: azul de toluidina, azul de metileno, hematoxilina, etc.
  - **Ácidos:** son sales cuya base es incolora y la parte ácida es la que aporta el color. Tienen afinidad por las bases como las estructuras proteicas del citoplasma celular y el colágeno de la matriz extracelular. Por ejemplo: fucsina ácida, eosina, etc.
  - **Neutros:** tanto la porción ácida como la básica pueden aportar color. Por ejemplo: eosinato de azul de metileno.
  - **Indiferentes:** no se unen a elementos de los tejidos por afinidad química sino porque se disuelven en ellos. Por ejemplo: el colorante Sudán se disuelve en los lípidos.

1.3. Mecanismos generales de la coloración

Existen tres:

- **Físico:** está ligado a las propiedades de disolución (solubilidad) e impregnación (adsorción) del colorante sobre el tejido.

- **Histoquímico:** basado en el desarrollo de una reacción química entre el colorante y la estructura que es objeto de tinción, de modo que dicha interacción produce un nuevo cromógeno responsable del color obtenido.

- **Fisicoquímico:** vinculado a la formación de uniones intermoleculares por atracción electrostática (la propiedad que tienen las moléculas de carga eléctrica contraria de ligarse entre ellas) o por fuerzas de tensión superficial responsables de la interacción molecular en los líquidos.

2. COLORACIONES HISTOLÓGICAS DE CONJUNTO

Existen múltiples técnicas que colorean en conjunto los tejidos. En este apartado se trata la coloración con hematoxilina-eosina, por ser la técnica utilizada rutinariamente en el laboratorio de anatomía patológica, poseer gran poder de resolución, ser económica (por tanto eficiente) y además ser fácil de realizar. Otras son las coloraciones azur-eosina Giemsa, azul celestina B y cromotropo 2R.

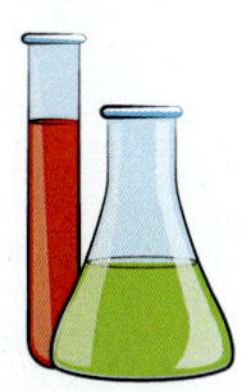

Los colorantes se pueden clasificar de tres formas: según el color con el que tiñen, según la naturaleza de cromóforo y según la naturaleza química del radical auxocromo.

2.1. Preparación del tejido

- **Fijación:** puede usarse tejido fijado en cualquier solución fijadora excepto aquellas que contienen tetróxido de osmio.

- **Desparafinar:** antes de proceder a realizar la coloración, los cortes de tejidos se encuentran embebidos en parafina solidificada, adosados a las láminas portaobjetos gracias a la utilización de gelatina, polilisina o albúmina de Mayer. Para que los colorantes puedan penetrar en los tejidos el corte deber ser desparafinado con el siguiente procedimiento:
  - Se introducen en la incubadora a 60 °C durante 3 minutos.
  - Tres baños rápidos en xilol (en tres recipientes distintos con el solvente); el último baño debe ser más prolongado (3-5 minutos). Agitar suavemente.

2.2. Fundamento

- **Eosina:** es un colorante ácido; tiene carga eléctrica negativa. También se conocen como colorantes aniónicos o citoplasmáticos (tiñen las proteínas cargadas eléctricamente que integran el citoplasma). Las sustancias que atraen eléctricamente los colorantes ácidos se denominan "acidófilas".

- **Hematoxilina:** es un colorante básico. Posee una carga eléctrica positiva, por lo tanto es colorante catiónico. También se conocen como colorantes nucleares, pues tienen afinidad por los ácidos nucleicos (ADN y ARN). Las sustancias teñidas por los colorantes básicos se denominan "basófilas".

Protocolo hematoxilina-eoxina

Solventes:

- Solución de hematoxilina de Harris.

- Etanol ácido al 1%.

- Solución de azulamiento:
  - Por lo general se usa agua corriente si es lo suficientemente alcalina, pero pueden usarse alternativamente:
  - Solución acuosa de carbonato de litio al 1%.
  - Solución acuosa de amoniaco al 2%.

- Solución acuosa alcohólica de eosina.

Protocolo de la técnica de la hematoxilina-eosina:

1. Retirar los restos de parafina: utilizar un disolvente, siendo el xileno el más empleado.
2. Hidratación de la muestra: después de retirar la parafina hay que hidratar esa preparación con una batería de alcoholes de graduación decreciente: 100° o absoluto, 96°, 70°.
3. Coloración nuclear con hematoxilina.
4. Lavar en agua corriente.
5. Diferenciación: retirar el exceso de hematoxilina con alcohol ácido (eliminar tinción no selectiva de baja afinidad) durante 5-30 segundos. La retirada del sobrante tiene como finalidad dejar libre la entrada al colorante citoplasmático.
6. Viraje: azular en agua corriente o en cualquier otro agente de azulamiento durante 5 minutos. En este último caso, lavar abundantemente en agua corriente tras el azulado.
7. Coloración citoplasmática con eosina durante 20-60 segundos: en este paso hay que tener cuidado con el exceso de eosina, para que haya un buen contraste núcleo-citoplasma.
8. Lavar en agua corriente (en caso de eosina alcohólica lavar y diferenciar en etanol al 70 %) hasta obtener la intensidad deseada de coloración.
9. Deshidratación: retirar el agua del tejido para más tarde poder introducir el medio de montaje.
10. Aclarado: consiste en pasar los cortes histológicos por xileno, lo que eliminará los restos de alcohol absoluto.

2.3. Montaje y conservación

Concluido el proceso de la tinción de los cortes, se deben **proteger** en condiciones tales que puedan utilizarse infinidad de veces sin que se deterioren. Para ello, cuando se extrae el portaobjetos del último baño con xilol se coloca encima del corte coloreado y diafanizado una gota de una sustancia adherente (bálsamo de Canadá o resinas sintéticas), sobre un extremo del corte, y se deja caer suavemente la laminilla cubreobjetos, cuidando que no queden burbujas de aire entre la resina y limpiando luego cualquier exceso. Al endurecer el bálsamo, la lámina portaobjetos protegida con la laminilla cubreobjetos se puede observar con el microscopio.

2.4. Características de tinción de la hematoxilina-eosina (Figuras 1 y 2)

- **Núcleos:** azul-negro.
- **Eritrocitos:** naranja a rosa.
- **Estructuras restantes:** rosado a rojo.

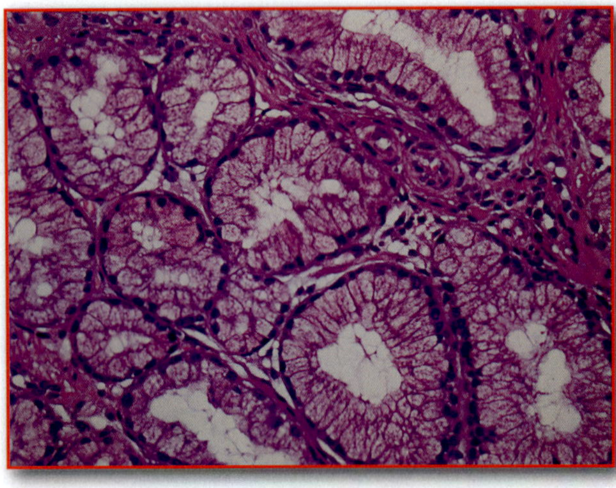

Figura 1. *Tinción de hematoxilina-eosina de glándulas gástricas.*

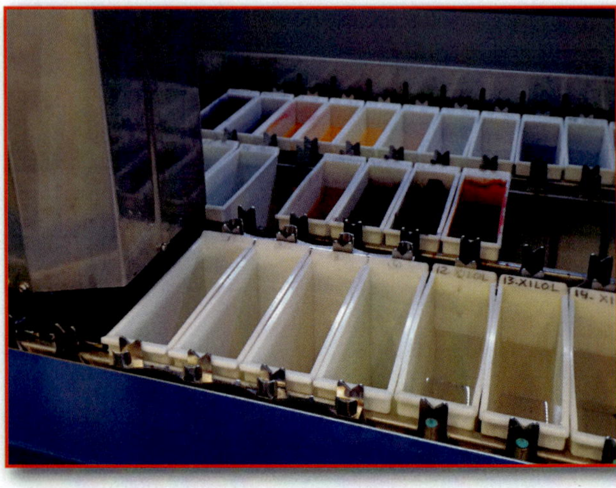

Figura 2. *Contenedores de las distintas reacciones de hematoxilina-eosina en el teñidor automático.*

2.5. Valoración de resultados

La causa más común de una tinción inadecuada en la técnica de hematoxilina-eosina es la mala fijación tisular. Otras causas que se deben considerar son el exceso o defecto de oxidación de la hemateína o de la diferenciación de la coloración y el empleo de una hematoxilina vieja o utilizada en exceso.

3. TÉCNICAS DE COLORACIÓN NO HISTOQUÍMICAS PARA LA IDENTIFICACIÓN DE SUSTANCIAS: LÍPIDOS, GLUCÓGENO, MUCINA, FIBRINA Y TEJIDO CONJUNTIVO, ENTRE OTROS MÉTODOS PARA ESTUDIOS NEUROHISTOLÓGICOS

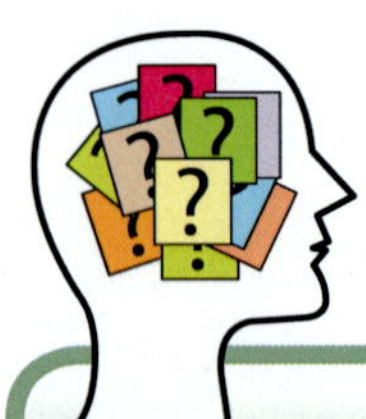

RECUERDA QUE

La causa más común de una mala tinción de hematoxilina es la mala fijación del tejido.

3.1. Coloraciones para lípidos (técnicas de grasa)

Los lípidos son sustancias orgánicas insolubles en agua total o parcialmente pero solubles en acetona, alcohol, cloroformo, éter, etc.

AMPLÍA TUS CONOCIMIENTOS

Desde el punto de vista histoquímico, **los lípidos se dividen en:**

- **Lípidos homofásicos:** se encuentran en los tejidos en estado puro concentrados en un territorio particular de la célula (una gota de grasa en el citoplasma de la célula). Para este tipo de lípidos las técnicas son Sudán y Oil red O.
- **Lípidos heterofásicos:** los que se encuentran mezclados con otras sustancias. Se usa la técnica histoquímica de coloración como PAS (glucolípidos y ciertos métodos para ésteres de colesterol).

Las **técnicas** son:

- **Sudán IV:** tiñe el lípido de rojo intenso a naranja-rojizo (Figura 3).
- **Sudán negro para lípidos:** tiñe núcleos y citoplasma de rojo, lípidos y mielina de negro.
- **Azul de Nilo (método de Lillie):** tiñe grasas neutras de rosa a rojo y ácidos grasos de azul oscuro.

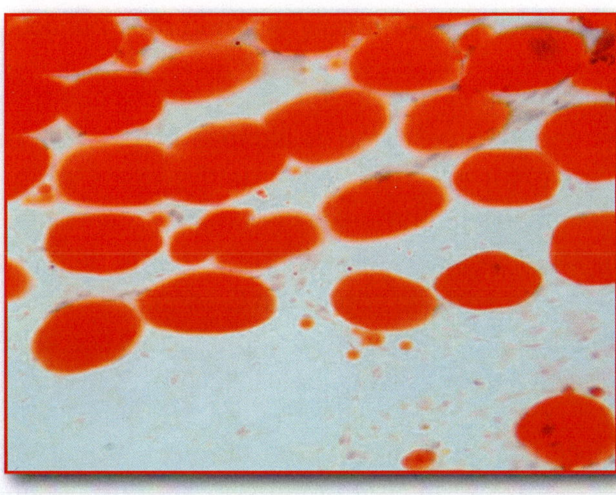

Figura 3. *Tinción de Sudán IV para ver en rojo los lípidos.*

RECUERDA QUE

Los lípidos o grasas se disuelven y desaparecen con técnicas habituales de tinción y requieren técnicas específicas para verlas.

3.2. Técnicas de coloración para el glucógeno

El glucógeno constituye la reserva energética inmediata del organismo. Se sintetiza en el hígado y es a la vez donde se encuentra en mayor cantidad. En histología pueden utilizarse técnicas histoquímicas como el ácido periódico de Schiff y no histoquímicas como el carmín de Best.

La técnica del carmín de Best se utiliza casi exclusivamente para la detección de glucógeno. Es un método puramente descriptivo cuyo mecanismo de tinción es desconocido. Esta técnica no es totalmente específica y también puede colorear moco, fibrina, gránulos de los mastocitos, etc. Por eso es que se realiza con preparaciones control.

Interpretación: tiñe núcleos de azul negruzco y el glucógeno de rojo.

3.3. Técnicas de coloración para mucina y fibrina

La tinción de carmín de Mayer sirve para detectar mucinas epiteliales por un mecanismo electrostático de tinción, dado que uno de sus componentes son los mucopolisacáridos ácidos, que interaccionan con el carmín que tiene carga positiva.

La mucina es una secreción producida por diversos tipos de células epiteliales y células del tejido conectivo y su exceso de secreción se observa en reacciones inflamatorias y algunos carcinomas intestinales. Se usa para determinar el origen de un tumor primario mucosecretor cuando se detecta en un área que no es mucosecretora e infecciones de hongos encapsulados o *Cryptococcus*.

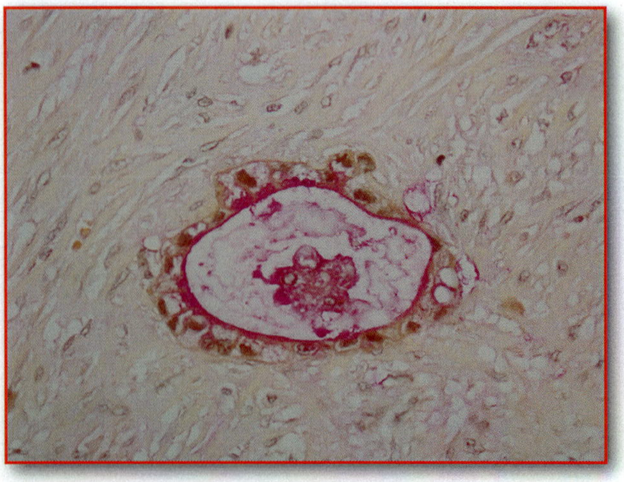

Figura 4. *Mucina ácida producida por una glándula, teñida en rojo carmín de Mayer.*

Interpretación (Figura 4): tiñe la mucina ácida de rosa, los núcleos de negro y el fondo de amarillo.

La fibrina es una proteína filamentosa que deriva del fibrinógeno. En el curso de algunas enfermedades se puede observar en las paredes de los vasos sanguíneos una sustancia denominada "fibrinoide". Tanto la fibrina como el fibrinoide se colorean fuertemente de rojo con la eosina y de amarillo con el Van Gieson, son moderadamente PAS positivos y pueden demostrarse con la hematoxilina ácida fosfotúngstica de Mallory.

Técnica de Weigert para fibrina: es una variante de la coloración de Gram para las bacterias. Es inespecífica, ya que tiñe amiloide y queratina.

Interpretación: tiñe otros tejidos de rosa y las bacterias grampositivas y fibrina de azul.

3.4. Técnicas de coloración del tejido conjuntivo

La función del tejido conjuntivo es dar soporte y en ella los elementos más frecuentes son las fibras de colágenos, que están sintetizados por diversos tipos celulares, entre ellos los fibroblastos. Además, en ella se observan fibras elásticas que se encuentran fundamentalmente en determinados órganos dotados de especial distensibilidad (vasos sanguíneos y pulmón, etc.).

Para la tinción de fibras de colágeno las técnicas más usadas son inmunohistoquímicas, como las coloraciones tricrómicas, que tiñen el colágeno de tipo I que forma las gruesas fibras de colágeno existentes en los espacios extracelulares y el estroma.

Dentro de las **técnicas no inmunohistoquímicas** existen:

- **Para fibras colágenas:** picro-fucsina de Van Gieson, tinción tricrómica, considerada la más selectiva para las fibras colágenas. Se cree que el fundamento de coloración es de difusión selectiva de cada colorante. Tiñe los núcleos de azul-negruzco (hematoxilina-férrica), los citoplasmas de amarillo (amarillo de metanilo o ácido pícrico) y las fibras colágenas rojo intenso (fucsina ácida).
- **Para fibras elásticas:**
  - Método de la orceína (Figura 5): la orceína se fija selectivamente pero no específicamente a las fibras elásticas. Las fibras elásticas se verán entre burdeos y castaño oscuro, mientras que las demás estructuras tisulares se tiñen de color marrón pálido.
  - Método de la hematoxilina de Verhoeff para las fibras elásticas: se utiliza para diferenciar fibras colágenas de fibras elásticas. Tiñe las fibras elásticas de negro, los núcleos de gris a negro, las fibras colágenas de rojo y los citoplasmas celulares de amarillo.

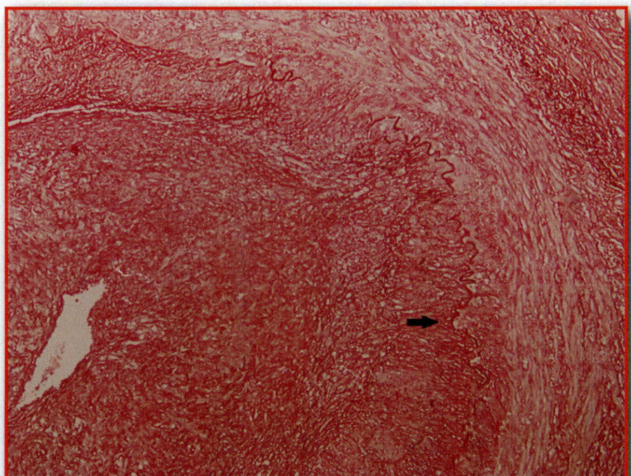

Figura 5. *Pared de vaso sanguíneo. Método de orceína, fibras elásticas (flecha).*

3.5. Métodos para estudios neurohistológicos

Existen las coloraciones no argénticas y métodos de impregnación metálica para tejido nervioso.

3.5.1. *Coloraciones no argénticas para tejido nervioso*

- **Coloraciones para neuronas o grumos de Nissl:** se usan colorantes básicos como azul de metileno, azul de toluidina, tionina y violeta de cresilo o galocianina.
- **Coloraciones para glía:** hematoxilina ácida fosfotúngstica (PTAH) y coloración de Holzer.
- **Coloraciones para vainas de mielina:** Luxol® fast blue.

3.5.2. *Cresil violeta*

Es una anilina que se une a las regiones basófilas de las células del tejido nervioso. Se utiliza para la detección de cuerpos de Nissl (que se localizan de manera radial rodeando el núcleo), la identificación de células nerviosas en un tejido y para evaluar si hay daño neuronal, que se aprecia por la pérdida de la sustancia de Nissl.

Interpretación: tiñe grumos de Nissl y núcleos de violeta, células nerviosas de azul tenue y las estructuras restantes no se tiñen.

3.5.3. *Hematoxilina ácida fosfotúngstica (PTAH)*

Se utiliza sobre todo para identificar astrocitos de la glía, para cualquier daño o patología del sistema nervioso central (SNC) relacionado con los astrocitos (como el astrocitoma) o con células de la glía en general.

Interpretación: tiñe neurofibrillas y miofibrillas de azul negruzco, axones de azul pálido a negro, colágeno de rojo y astrocitos de rojo pálido.

3.5.4. *Luxol® fast blue*

Se utiliza para identificar patologías de la mielina. La positividad del tejido se deberá a la presencia de lipoproteínas. El mecanismo de acción es una reacción tipo ácido-base con formación de sales; donde el componente básico de la lipoproteína reemplaza el componente básico del colorante.

Interpretación de resultados: tiñe la vaina de mielina de azul o verde-azulado y las neuronas y grumos de Nissl de violeta o rosado.

AMPLÍA TUS CONOCIMIENTOS

La especificidad del colorante varía en función del disolvente utilizado en su preparación:

- En solución de etanol forma precipitados insolubles con la fosfaditilserina y fosfadilcolina (lecitina).
- Disuelto en isopropanol colorea todos los fosfolípidos.
- Disuelto en metanol no colorea.
- En isobutanol colorea todos los fosfolípidos salvo la esfingomielina.
- Disuelto en cloroformo colorea la esfingomielina.

3.6. Métodos de impregnación metálica para tejido nervioso

Este conjunto de métodos tiene fundamentos empíricos, por lo que presenta un número mayor de variantes. La elección de la técnica dependerá del órgano nervioso que se vaya a teñir y habrá que ajustar el tiempo de impregnación a cada uno de los territorios escogidos.

La fijación debe hacerse en formol tamponado como agente de elección, salvo en algunas técnicas como el método del carbono de plata e impregnaciones metálicas de Cajal y Golgi.

- **Técnicas de impregnación argéntica** (neurofibrillas): su fundamento radica en impregnar el tejido con un complejo argéntico y realizar luego una reducción que precipita la plata metálica y se deposita por un mecanismo físico en la neurofibrillas. Se clasifican en soluciones de nitrato de plata, complejos amonioargénticos y solución de proteinato de plata (protargol).

- **Método de Bielschowsky** (células nerviosas y sus prolongaciones): se identifican placas seniles de la enfermedad de Alzheimer, llamadas "placas neuríticas", que están formadas por un centro de amiloide rodeado de procesos dendríticos o axonales. Tiñe los axones de negro, el fondo de amarillo (o rosado), las dendritas y marañas neurofibrilares intracelulares de negro y las placas y el amiloide vascular de marrón.

- **Otros métodos:** como el de impregnación áurica de Ramón y Cajal para astrocitos (astrocitos fibrosos y protoplásmicos de pardo-negruzco) y la técnica de Golgi rápido (tiñe neuronas, astroglía y microglía de negro y las restantes estructuras no se tiñen).

4. TINCIONES PARA LA VISUALIZACIÓN DE MICROORGANISMOS

4.1. *Acid-Fast Bacteria*

Es una modificación del protocolo de Ziehl-Neelsen que sirve para detectar la presencia de *Acid-Fast Bacteria (AFB)*, del género *Mycobacterium*. La cápsula de este género de bacterias contiene ácido micólico. La cápsula lipídica de estos organismos ácido-alcohol resistentes capta el reactivo carbol-fucsina y resiste frente a la decoloración con alcohol ácido.

AMPLÍA TUS CONOCIMIENTOS

Las **micobacterias** no se pueden diferenciar con una tinción de Gram, pues la consistencia cérea que adquiere la cápsula lipoide a temperatura ambiente evita que las soluciones acuosas de la tinción Gram penetren.

Interpretación: bacterias ácido-alcohol resistentes de color rosa-rojo. El resto del tejido aparece en azul.

4.2. Gram

Los grampositivos poseen una gruesa pared de proteínas y polisacáridos; sin embargo, los gramnegativos tienen una pared fina recubierta por otra capa de lipoproteínas. Durante la decoloración con alcohol se provoca una deshidratación de esta gruesa pared y se reduce la porosidad, atrapando entonces el complejo en el interior de la célula. Las bacterias gramnegativas poseen una delgada capa de peptidoglicano que permite la salida del complejo colorante-mordiente (cristal violeta-yodo) y es entonces fácilmente teñida por el colorante secundario o de contraste.

Interpretación: los microorganismos grampositivos (Figura 6) se tiñen de azul, los gramnegativos de rojo y el resto de tejido está contrateñido en azul-verdoso.

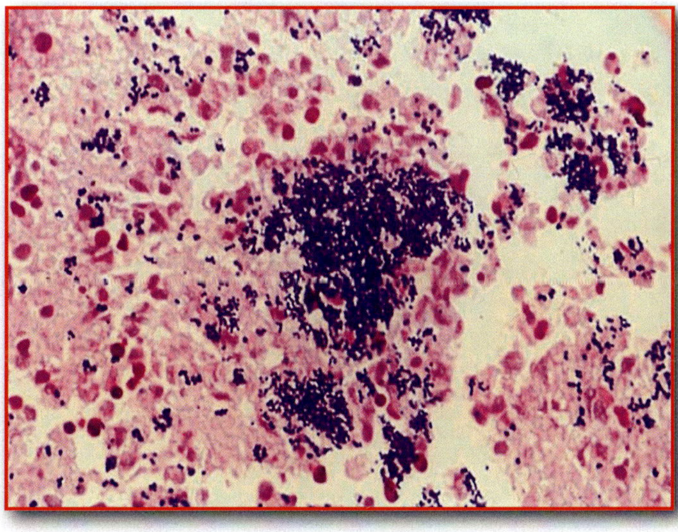

Figura 6. *Microorganismos grampositivos.*

4.3. Orceína

La orceína, colorante natural obtenido de ciertos líquenes, tiñe el antígeno de superficie del virus de la hepatitis B, así como la proteína asociada al cobre y las fibras elásticas.

Las fibras elásticas se verán entre burdeos y castaño oscuro, mientras que las demás estructuras tisulares se tiñen de color marrón pálido. Aquellos hepatocitos infectados por el virus de la hepatitis B tienen la propiedad de captar la orceína, coloreándose de color marrón.

Interpretación: la tinción positiva del citoplasma (marrón oscuro) corresponde a la localización del antígeno de superficie de la hepatitis B; se verá en los hepatocitos en los que se está reproduciendo el virus.

5. CONTRASTADO EN MICROSCOPIA ELECTRÓNICA

Las células de los tejidos tienen áreas de distinta densidad y al tratarlos con ciertas sales de metales pesados estas quedan desigualmente retenidas por las células en función de su carga electrostática. Por tanto, se hace mayor la impregnación de las estructuras más densas, ya que retiene en mayor proporción los átomos de metal pesado.

El primer paso del contraste lo realiza el **tetróxido de osmio** durante el proceso de refijación. Para el contrastado suplementario hay que tener en cuenta que:

- Se realiza con los cortes incluidos en resina epox y no en metacrilato, con el que el tetróxido de osmio permite obtener contraste suficiente.
- En general, la impregnación se realiza por flotación de los cortes invertidos, previo montaje de estos en su correspondiente rejilla.

Como agentes de contraste se utilizan el acetato de uranil-magnesio y el citrato de plomo (puede ser sustituido por acetato de plomo).

RESUMEN

- ✓ En este capítulo se han visto los fundamentos de la **técnica de tinción más importante** en anatomía patológica, la **hematoxilina-eosina** y otras técnicas de tinción para lípidos, tejido conjuntivo, tejido nervioso y microorganismos.
- ✓ Finalmente se ha tratado la **realización del contrastado** para los estudios de microscopia electrónica.

GLOSARIO

Argénticas: técnicas basadas en el uso de plata como colorante.

Grumos de Nissl: cuerpos granulares basófilos que se encuentran en el citoplasma de las neuronas.

Hepatitis: enfermedad inflamatoria del hígado.

Mielina: material lipoproteico que reviste las neuronas y permite la transmisión rápida y eficiente de impulsos nerviosos.

Tejido conjuntivo: también llamado "tejido conectivo", es un conjunto heterogéneo de tejidos orgánicos, como fibras colágenas o fibras elásticas, que comparten un origen común a partir del mesénquima.

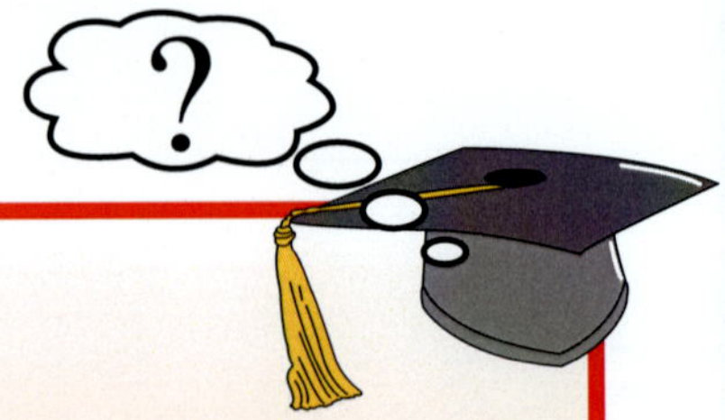

EJERCICIOS

- **E1. Describe técnicas para tejido conjuntivo.**
- **E2. Describe los pasos de la técnica hematoxilina-eosina.**
- **E3. Describe técnicas para tejido nervioso.**
- **E4. Describe técnicas para lípidos.**
- **E5. ¿Qué técnica tiñe las mucinas?**

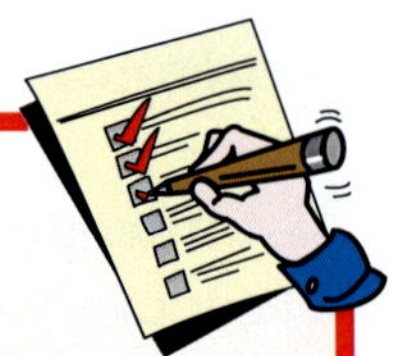

EVALÚATE TÚ MISMO

1. Para descubrir las neuronas, Ramón y Cajal empleó:

- ❑ a) Hematoxilina-eosina.
- ❑ b) Sudán IV.
- ❑ c) Impregnaciones metálicas.
- ❑ d) Microscopia electrónica.

2. Los colorantes de tipo físico están ligados a las propiedades de:

- ❑ a) Disolución (solubilidad) e impregnación (adsorción).
- ❑ b) Reacción química entre el colorante y la estructura objeto de tinción.
- ❑ c) Formación de uniones intermoleculares por atracción electrostática
- ❑ d) Fuerzas de tensión superficial responsables de la interacción molecular en los líquidos.

3. Para identificar astrocitos y células de la glía se utiliza:

- ❑ a) Hematoxilina ácida fosfotúngstica.
- ❑ b) Orceína.
- ❑ c) Tetróxido de osmio.
- ❑ d) Luxol® fast blue.

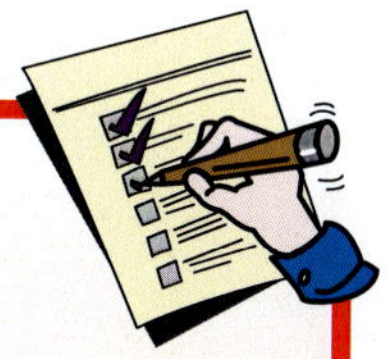

4. Para el contrastado de microscopia electrónica es clave:

- ❑ a) Hematoxilina ácida fosfotúngstica.
- ❑ b) Tetróxido de osmio.
- ❑ c) Luxol® fast blue.
- ❑ d) Ziehl-Neelsen.

5. Para ver fibras elásticas se utiliza:

- ❑ a) Hematoxilina ácida fosfotúngstica.
- ❑ b) Orceína.
- ❑ c) Tetróxido de osmio.
- ❑ d) Luxol® fast blue.

6. El carmín de Mayer sirve para:

- ❑ a) Detectar mucinas epiteliales.
- ❑ b) Mucinas por las células del tejido conectivo.
- ❑ c) Algunos hongos.
- ❑ d) Todas las respuestas anteriores son correctas.

7. No es un colorante natural:

- ❑ a) Hematoxilina.
- ❑ b) Carmín.
- ❑ c) Orceína.
- ❑ d) Derivados de anilina.

8. Van Gieson es una tinción tricrómica que tiñe las fibras colágenas de color:

- ❑ a) Azul-negruzco.
- ❑ b) Amarillo.
- ❑ c) Rojo.
- ❑ d) Verde.

9. Las sustancias basófilas se tiñen con:

- ❑ a) Hematoxilina.
- ❑ b) Eosina.
- ❑ c) Las respuestas a y b son correctas.
- ❑ d) No se tiñen con hematoxilina-eosina.

10. La fijación habitual para hematoxilina-eosina es:

- ❑ a) Formol tamponado.
- ❑ b) Alcoholes.
- ❑ c) Tetróxido de osmio.
- ❑ d) Eosina.

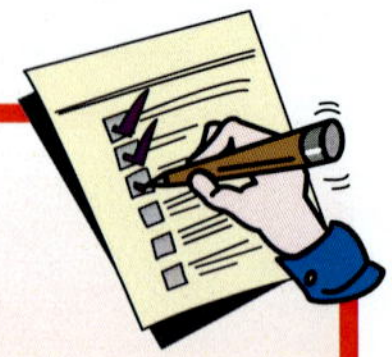

11. Para identificar la infección por virus de hepatitis B en el hígado se emplea:

- ❑ a) Hematoxilina ácida fosfotúngstica.
- ❑ b) Orceína.
- ❑ c) Tetróxido de osmio.
- ❑ d) Luxol® fast blue.

12. La causa más común de una mala tinción de hematoxilina es:

- ❑ a) Mala fijación del tejido.
- ❑ b) Hematoxilina vieja.
- ❑ c) Lavados demasiado largos.
- ❑ d) Mala desparafinización.

capítulo

5

APLICACIÓN DE TÉCNICAS HISTOQUÍMICAS Y ENZIMOHISTOQUÍMICAS

Julián Sanz Ortega

Sumario

1. Técnicas de tinción histoquímicas
2. Tipos de tinciones histoquímicas
3. Fundamentos, controles y aplicaciones de las técnicas de histoquímica enzimáticas
4. Técnicas de tinción para la determinación de enzimas
5. Histoquímica de las lectinas y aplicaciones

Las técnicas de histoquímica han supuesto, desde finales del siglo XIX, el desarrollo de la anatomía patológica y la histología, lo que ha permitido avances como el **descubrimiento de las neuronas** y distintas utilidades que se verán a lo largo del capítulo. Hay que conocer sus **fundamentos** y su **uso.** Las técnicas enzimohistoquímicas se usan menos, aunque siguen teniendo aplicaciones muy importantes.

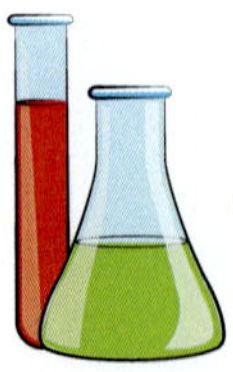

La histoquímica se define como la "aplicación de reacciones químicas y bioquímicas sobre tejidos histológicos con el fin de localizar y determinar ciertas sustancias o su actividad y microorganismos".

1. TÉCNICAS DE TINCIÓN HISTOQUÍMICAS

La histoquímica se define como la "aplicación de reacciones químicas y bioquímicas sobre tejidos histológicos con el fin de localizar y determinar ciertas sustancias o su actividad y microorganismos".

Se pueden distinguir distintas **sustancias químicas** que van a ser la base de reacciones que teñirán de distintos colores las sustancias que reconocer y ver en el microscopio:

- **Hidratos de carbono o glúcidos.** Los polisacáridos son glúcidos formados por la unión de muchas moléculas de monosacáridos (> 10).
- **Lípidos o grasas.**
- **Proteínas.**
- **Iones y pigmentos.**
- **Microorganismos.**

En la Tabla 1 se presentan, resumidas, las técnicas histoquímicas más habituales, los colores con los que se tiñen los distintos componentes y su uso más común.

TABLA 1 Técnicas histoquímicas más habituales

Técnica	Tiñe	Uso
Azul alcián	Mucina ácida: azul; núcleo: rojo; citoplasma: rosa	Identificar mucosustancias
Amarillo alcián	Moco: amarillo; bacteria: azul	*H. Pylori*
Azul toluidina	Mastocitos: violeta, fondo azul	Mastocitosis, cistitis

(Continúa en la página siguiente)

Técnica	Tiñe	Uso
Bodian´s	Fibras nerviosas y neurofibrillas: negro; núcleo negro; tejido: azul	Tumores neurales
Diff-Quick (Giemsa modificado)	H. Pylori: azul oscuro; otras bacterias: azul; núcleo azul oscuro; citoplasma: rosa	Gastritis crónica
Elásticas (Verhoeff-van Gieson)	Fibras elásticas: negro azulado; núcleo: azul a negro; colágeno: rojo	Identificar arterias y venas, elastofibroma
Fontana-Masson	Melanina, gránulos argentafines y cromafines, lipofuchina: negro; núcleo rojo	Melanomas y tumores neuroendocrinos
Giemsa	Bacterias (H. Pylori): azul; parásitos (leishmania, Plasmodium): púrpura; núcleo azul	Núcleos, bacterias y parásitos
Gram	Bacteria Gram+: azul, y Gram-: rojo; núcleo rojo	Bacterias, actinomices, hongos y amebas
Grimelius	Gránulos argentafines y argirófilos: marrón oscuro-negro; núcleo rojo	Tumores enuroendocrinos
Hematoxilina-eosina	Núcleo azul; citoplasma: rosa	Tinción de rutina
Hierro coloidal	Hierro: azul; citoplasma: rosado	Biopsias de médula ósea y carcinoma cromófobo renal
Mallory, hematoxilina fosfotúnstica	Glía: azul; núcleo azul; neuronas: rojizo, colágeno: rojizo; fibrina: azul; músculo esquelético: azul	Lesiones neurales y de músculo esquelético
Mucicarmín	Mucina: rojizo; núcleo negro	Adenocarcinomas, criptococos
Oil red; Sudán	Grasa: rojo; núcleo azul	Grasa o tejido adiposo
PAS	Mucopolisacáridos, mucinas, membranas basales, coloide y hongos: rojo	Múltiples
PAS-diastasa	El glicógeno (mucopolisacárido simple) desaparece	Detecta mucopolisacáridos neutros
Plata metenamina	Hongos y neumocistis: negro; tejido: verdoso	Infeccioso
Reticulina (Gomori, Gordon -Sweet)	Reticulina: negro; colágeno tipo I marrón y tipos III y IV: negro.	Médula ósea e hígado (fibrosis)

(Continúa en la página siguiente)

Técnica	Tiñe	Uso
Tricrómico de Masson	Colágeno tipo I: azul oscuro; tipos III y IV: azul claro. Mucina: verde o azul; núcleo negro; queratina y músculo liso: rojo	Hígado, riñón...
Von Kossa	Calcio: negro; tejido: rojo.	Calcio, malacoplaquia
Warthin-Starry	Espiroquetas: negro; bacilos: negro; tejidos: amarillento a marrón claro	Infecciosos
Wrights	Gránulos eosinofílicos: rosa; neutrofílicos: púrpura; citoplasma linfocitos: azul	Sangre
Ziehl-Neelsen	Bacilos ácido-alcohol resistentes (tuberculosis): rojo; tejido: azul	Micobacterias

2. TIPOS DE TINCIONES HISTOQUÍMICAS

2.1. Reacciones histoquímicas para hidratos de carbono

Se basan en la **demostración de grupos carbonilo** formados sobre los hidratos de carbono por oxidación previa. Aquí se describen las más importantes.

2.1.2. *Técnica de PAS (ácido periódico Schiff)*

Es la más utilizada en muchos laboratorios. Consiste en oxidar los tejidos mediante el **ácido periódico** (HIO_4) para incrementar el número de grupos carbonilo (aldehído o cetona) presentes en ellos, de forma que puedan ser mostrados posteriormente mediante reactivo de Schiff. El material PAS positivo se ve rojo oscuro o magenta. Detecta polisacáridos simples (glucosa, celulosa) y complejos (neutros, mucoproteínas). Son negativos los mucopolisacáridos ácidos que no pueden ser oxidados por el ácido periódico.

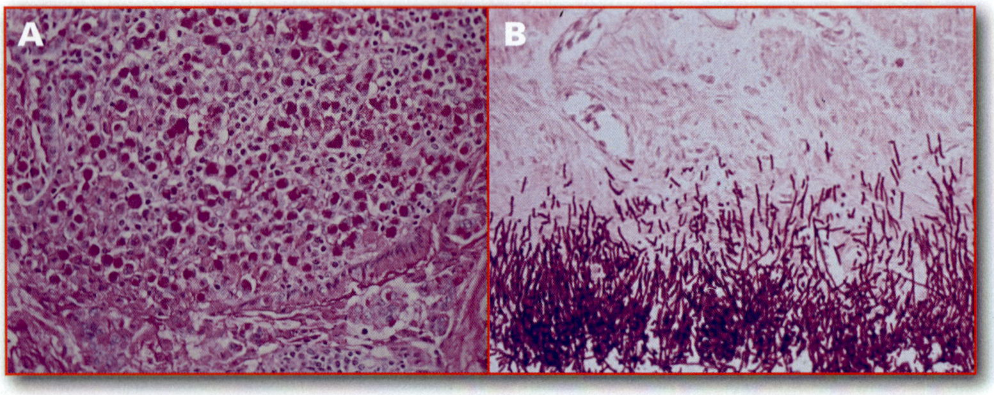

Figura 1. *Tinción de PAS para ver material mucoide en una adenocarcinoma con células en anillo de sello (A) o "hifas" de hongos en color rojizo (B).*

Se usa para ver moco o sustancias mucinosas, membranas basales (Figura 1A) y muchos hongos y parásitos (Figura 1B). La variante PAS-digestión con diastasa sirve para distinguir si el material PAS positivo es glucógeno, en cuyo caso desaparece con la diastasa.

AMPLÍA TUS CONOCIMIENTOS

La **técnica de PAS** se usa, por ejemplo, en el diagnóstico de tumores con glucógeno (mucopolisacárido simple) como sarcoma de Ewing, rabdomiosarcoma o tumores renales, enfermedades de glomérulos de riñón, adenocarcinomas poco diferenciados o infecciones por hongos.

Protocolo:

- Desparafinar e hidratar (xilol y decrecientes alcoholes).
- Ácido periódico 0,5 %, 5 min.
- Lavar en agua.
- Reactivo de Schiff, 15-30 min.

2.1.2. *Azul alcián*

Técnica para determinar mucopolisacáridos ácidos. El pH debe estar en torno a 2,4-2,6 y los mucopolisacáridos ácidos (carboxilos y sulfatos) se tiñen de azul (Figura 2). Si se usa un pH inferior a 1 o 0,5 solo se tiñen de azul los mucopolisacáridos ácidos sulfatados.

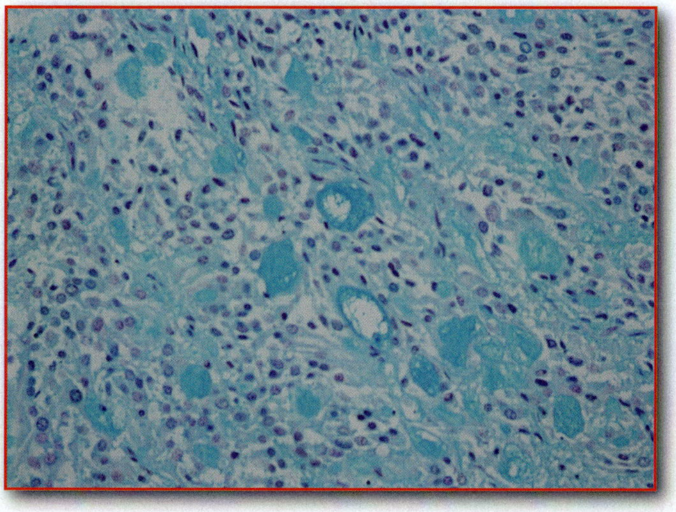

Figura 2. *Tinción de azul alcián para ver material mucoide en un adenocarcinoma.*

RECUERDA QUE

La técnica de PAS es una de las más utilizadas en laboratorios de anatomía patológica para ver mucinas o mucopolisacáridos e infecciones por hongos.

AMPLÍA TUS CONOCIMIENTOS

Preparación del reactivo de Schiff:

- Fucsina básica (CI: 42510), 1 g.
- Agua destilada, 200 ml.
- Disolver la fucsina en 200 ml de agua hirviendo.
- Dejar enfriar hasta aproximadamente 50 °C. y filtrar.
- Posteriormente, agregar 20 ml de HCl 1N. Después, enfriar hasta 25 °C y añadir 1 g de bisulfito sódico o metabisulfito potásico (sódico).
- Mantener en la oscuridad. El líquido tarda unos 2 días o a veces 24 horas en tornarse de color amarillo, lo que indica que está listo para su uso.
- Añadir 2 g de carbón activado, mezclar y filtrar hasta que desaparezca el color.
- La solución debe conservarse en el refrigerador, protegida de la luz.
- Aclarar en tres baños de agua sulfurosa (5 ml de ácido clorhídrico (HCl) 1N y 6 ml de metabisulfito sódico 10 %) de 2 min cada uno.
- Lavar en agua corriente.
- Colorante de contraste.
- Lavar con agua corriente.
- Deshidratar, aclarar y montar.

Procedimiento:

Filtrar todas las soluciones antes de usar. Las soluciones son estables durante dos semanas aproximadamente.

- Desparafinar e hidratar.
- Tratar con la solución deseada de azul alcián durante 30 min.

- Lavar con agua.
- Contrastar, si se desea, con rojo nuclear.
- Deshidratar, aclarar y montar.

2.1.3. Azul de toluidina (técnica de metacromasia más habitual)

La metacromasia indica un **cambio de color** cuando un colorante puro tiñe una estructura tisular de color "diferente" al de la solución diluida. La estructura responsable de este cambio se llama **"cromotropa"** y pueden ser mucopolisacáridos ácidos, ácidos nucleicos, lípidos de carácter ácido y partículas de sílice. Las sustancias con carácter metacromático se verán de color rojo y el resto se verá en azul. La reacción metacromática presenta grandes variaciones ante pequeñas modificaciones del medio donde reproduce.

Los baños en alcohol etílico inhiben la metacromasia, por lo que deben realizarse preparaciones testigo.

Protocolo:

- Desparafinar e hidratar.
- Teñir con azul de toluidina, 2-5 min.
- Lavar en la solución tamponada.
- Tratar los cortes en la solución de molibdato 10 min.
- Lavar con agua.
- Deshidratar, aclarar y montar.

2.1.4. Técnica del azul alcián-PAS

Sirve para diferenciar mucopolisacáridos ácidos, neutros y glicoproteínas. Se verán los mucopolisacáridos ácidos de color azul, los mucopolisacáridos neutros y glicoproteínas de color rojo o rosa y el resto morado (si se usa hematoxilina).

2.1.5. Otros

Hierro coloidal, mucicarmín (Figura 3).

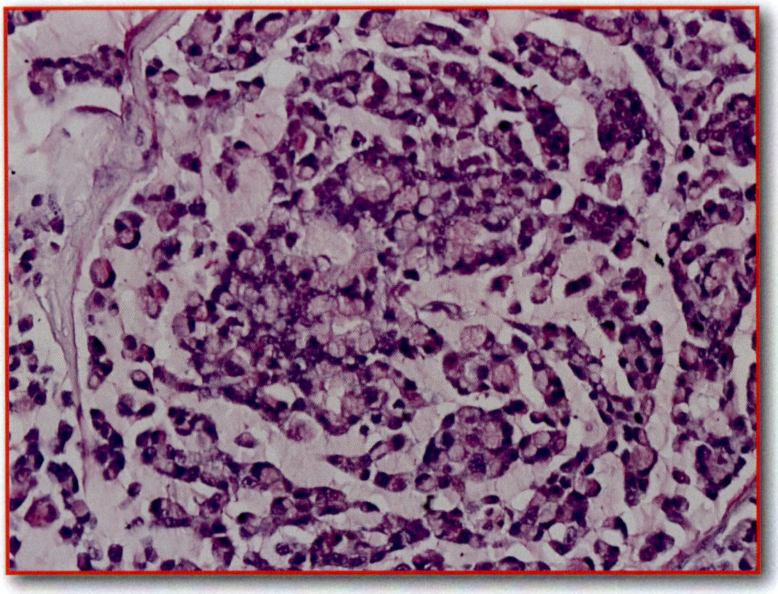

Figura 3. *Tinción de mucicarmín para ver material mucoide en rojo en un adenocarcinoma con células en anillo de sello.*

Uso de las diferentes tinciones para mucopolisacáridos:

- **MPS neutros:** se pueden encontrar en las glándulas del tracto gastrointestinal y en la próstata. Son PAS positivos, pero no se tiñen con azul alcián, hierro coloidal, mucicarmín o colorantes metacromáticos.
- **MPS ácido simple (no sulfatado) epitelial:** son las mucinas típicas de las células epiteliales que contienen ácido siálico. Se tiñen con PAS, azul alcián a pH 2,5, hierro coloidal y colorantes metacromáticos. Resisten la digestión hialuronidasa.
- **MPS ácido simple, mesenquimal:** contienen ácido hialurónico y se encuentran en el estroma. Son positivos con azul alcián a pH 2,5, hierro coloidal y colorantes metacromáticos y PAS negativos. Se digieren con ácido hialurónico. Se pueden encontrar en sarcomas.
- **MPS ácido complejo (sulfatado) epitelial:** típicos de los adenocarcinomas. PAS positivos, azul alcián positivo a pH 1, hierro coloidal, mucicarmín y colorantes metacromáticos también positivos. Resisten la digestión con hialuronidasa.
- **MPS ácido complejo, mesenquimal:** se encuentra en estroma, cartílago y hueso. Son PAS negativos y positivos con azul alcián a pH 0,5.

2.2. Histoquímica de grasas, proteínas y ácidos nucleicos

Desde la introducción de los métodos inmunohistoquímicos, que permiten caracterizar antigénicamente la mayor parte de las proteínas, los métodos histoquímicos para proteínas han perdido vigencia, pero siguen empleándose algunos:

- **Rojo Congo:** para detectar la presencia de proteína amiloide (Figura 4).

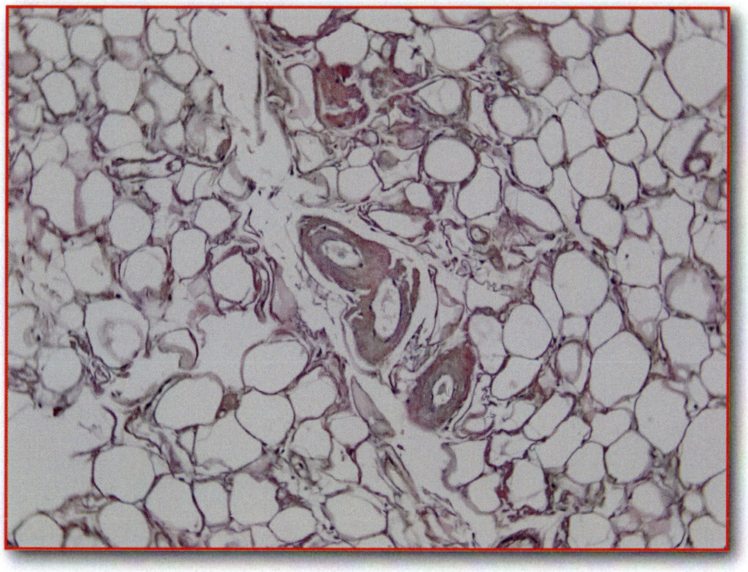

Figura 4. *Material amiloide (proteico) teñido con rojo Congo alrededor de vasos sanguíneos.*

- **Fontana-Masson:** para detectar la presencia de melanina, gránulos argentafines y cromafines o pigmentos como lipofuchina. Se usa especialmente para diagnosticar melanomas y tumores neuroendocrinos.
- **Grimelius:** antiguamente se empleaba también para diagnosticar tumores neuroendocrinos, porque detectaba las proteínas de los gránulos argentafines y argirófilos.
- **Reticulina** (Figura 5): las técnicas de reticulina (Gomori, Gordon-Sweet) sirven para distinguir diferentes tipos de colágeno, el maduro o tipo I y los inmaduros o tipos III y IV, en marrón los primeros y en negro estos últimos, y para distinguir por ejemplo en negro las membranas basales que tienen colágeno tipo IV (ver Figura 5).

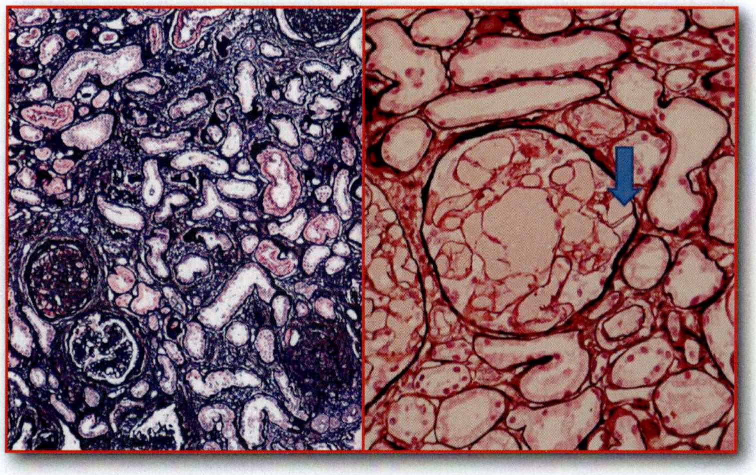

Figura 5. *Técnicas de reticulina en riñón en las que se ven en negro las membranas basales. Marcada con flecha imagen de doble contorno en un glomérulo.*

- **Tricrómico de Masson:** técnica muy utilizada que combina distintos colorantes que tiñen de manera diversa distintas sustancias: colágeno tipo I de azul oscuro, y tipos III y IV de azul claro; mucina de verde o azul; núcleo de negro; queratina y músculo liso de rojo. Los usos más habituales son en biopsias de hígado, riñón (Figura 6) o corazón.

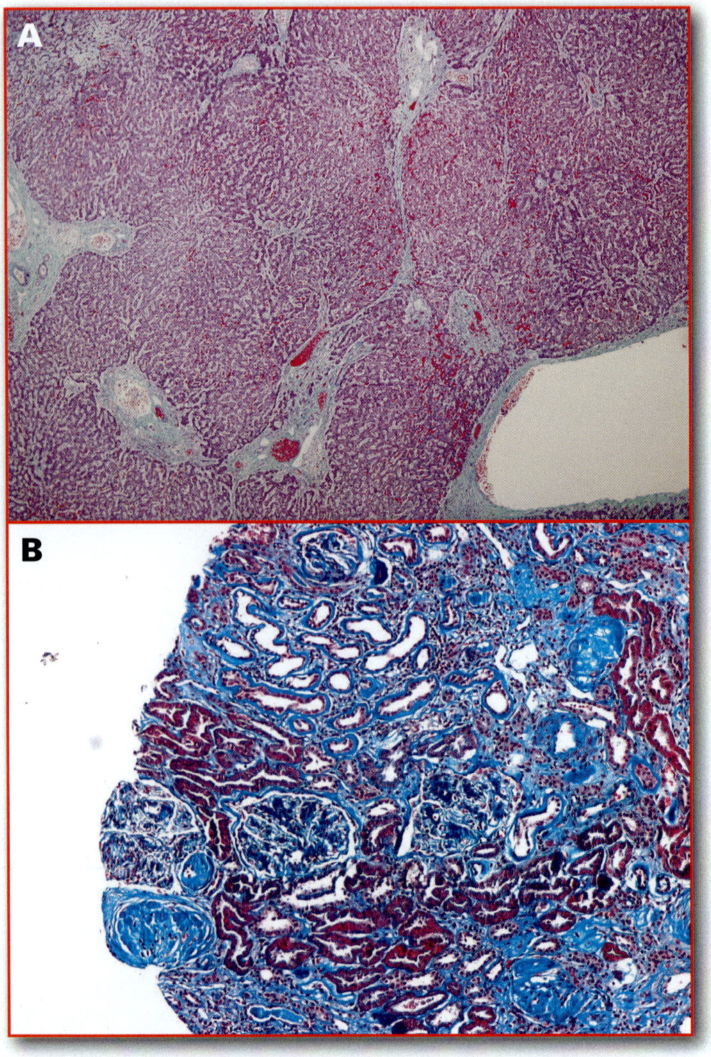

Figura 6. *A. Tricrómico de Masson en hígado, donde se observa fibrosis en espacios porta. B. Tricrómico de Masson en riñón, donde se observan los glomérulos fibrosados en azul.*

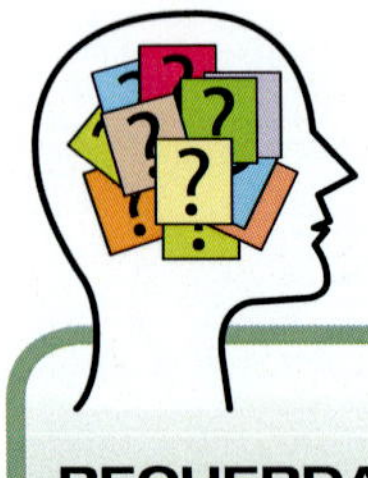

RECUERDA QUE

Hay varios tipos de tinciones tricrómicas: de Masson, de Mallory, de Azan de Heidenhan, de Van Gieson, etc.

En condiciones normales los ácidos nucleicos se conjugan con proteínas básicas para formar **nucleoproteínas,** por ello la realización de una hidrólisis ácida permite separar el componente proteico y así poder demostrar la presencia de ácidos nucleicos. Un ejemplo de técnicas que permiten separar el ADN de otras estructuras es la reacción de Feulgen.

La **identificación de grasa, lípidos o tejido adiposo** es importante porque se disuelven con la mayoría de los fijadores durante el procesado. Es mejor usar material en congelación. Las técnicas más habituales son Sudán (Figura 7) u Oil Red O.

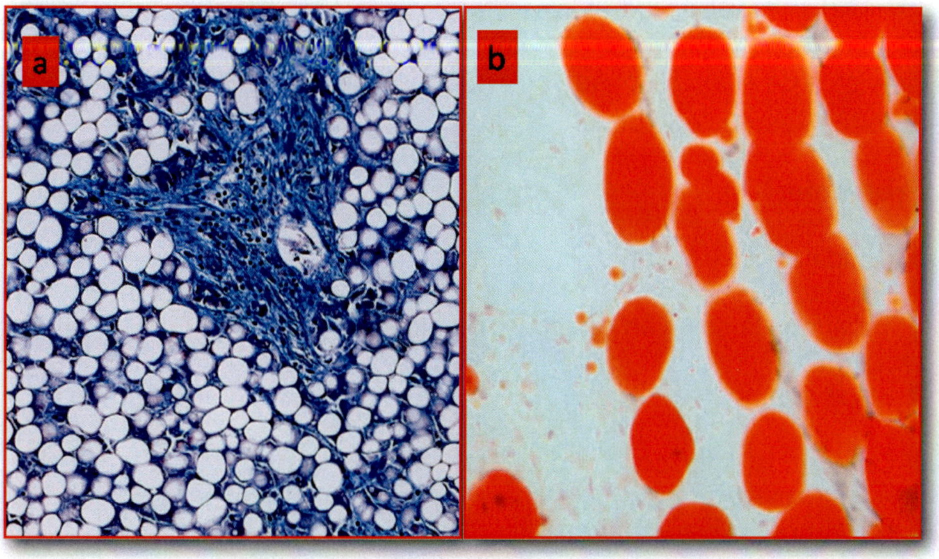

Figura 7. *En la imagen de la izquierda se ven las vacuolas de grasa de las células hepáticas en un paciente con esteatosis, como vacuolas vacías y en rojo a la derecha teñidas con Sudán.*

2.3. Métodos para la identificación de pigmentos e iones metálicos

2.3.1. *Azul de Perls*

Para detectar hierro tanto en forma iónica, formando sales ferrosas y férricas, como ligado a proteínas. Sirve para detectar hemosiderina. Se observa el hierro en azul y los núcleos en rojo.

Protocolo:

- Desparafinar e hidratar.
- Tratar con la mezcla de ferrocianuro K al 10 %, ácido clorhídrico, 10 min.
- Lavar con agua destilada (el hierro se ve azul).
- Se puede contrastar con una solución rojo nuclear al 1 %, 2-3 min.
- Deshidratar, aclarar y montar.

El tiempo de tinción depende de la cantidad de hierro existente en los tejidos.

2.3.2. Von Kossa

Se emplea para detectar sales de calcio, tanto el presente en condiciones normales como huesos o dientes, como el que aparece de manera patológica en distintas lesiones o áreas de calcificación en tejidos desprovistos de ellas. Se observan los iones calcio o calcificación en negro y en rojo los núcleos de las células.

Protocolo:

- Desparafinar e hidratar.
- Tratar con la solución de nitrato de plata al 1% a plena luz, 30-60 min.
- Lavar con agua destilada.
- Lavar en la solución de tiosulfato al 2,5 %, 5 min.
- Volvemos a lavar con agua destilada.
- Contrastar con el rojo neutro al 1 %, 2-3 min.
- Deshidratar, aclarar y montar.

2.3.3. Fontana-Masson

Se emplea para detectar melanina.

2.4. Técnicas para microorganismos

2.4.1. Giemsa

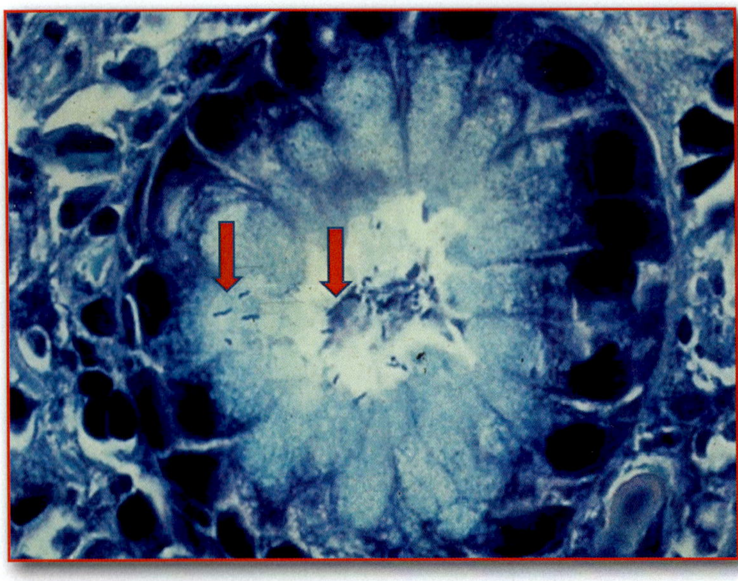

Figura 8. *Giemsa en biopsia de mucosa gástrica en la que se observan bacilos de* Helicobacter Pylori *(flechas).*

Tinción muy habitual e importante que está formada por varios colorantes: azul de metileno (colorante metacromático) como tinte básico y eosina como tinte ácido, que dan una amplia gama de colores. El pH de la solución de coloración es crítico y se debe ajustar idealmente, según diversos fijadores, en un rango entre 6,4 y 6,9. Se usa para ver con más detalle los núcleos y las características de la cromatina, identificar células cebadas o mastocitos y tinción de bacterias y parásitos. Es especialmente útil para detectar *Helicobacter pylori* (Figura 8). Rickettsias y protozoos. Se observa el citoplasma rosa, los núcleos azules, los glóbulos rojos naranja, los gránulos de las células cebadas de color púrpura, las bacterias azules y los parásitos azules.

2.4.2. *Ziehl-Neelsen*

Para detectar micobacterias, sobre todo bacilos ácido-alcohol resistentes como el bacilo de la tuberculosis (Figura 9).

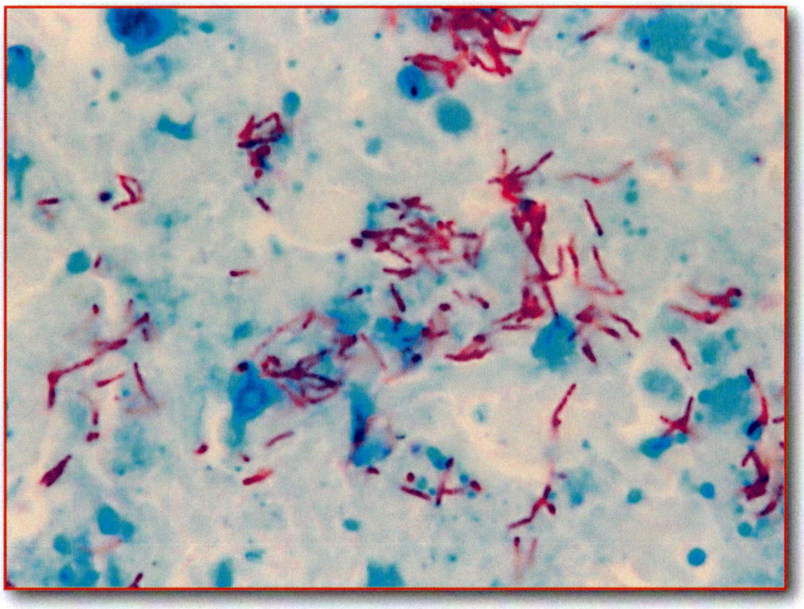

Figura 9. *Ziehl-Neelsen en lesión tuberculosa donde se observan bacilos de Koch en rojizo.*

2.4.3. *Gram*

Distingue bacterias grampositivas y gramnegativas, las grampositivas en azul y las gramnegativas en rojo; núcleo rojo (Figura 10).

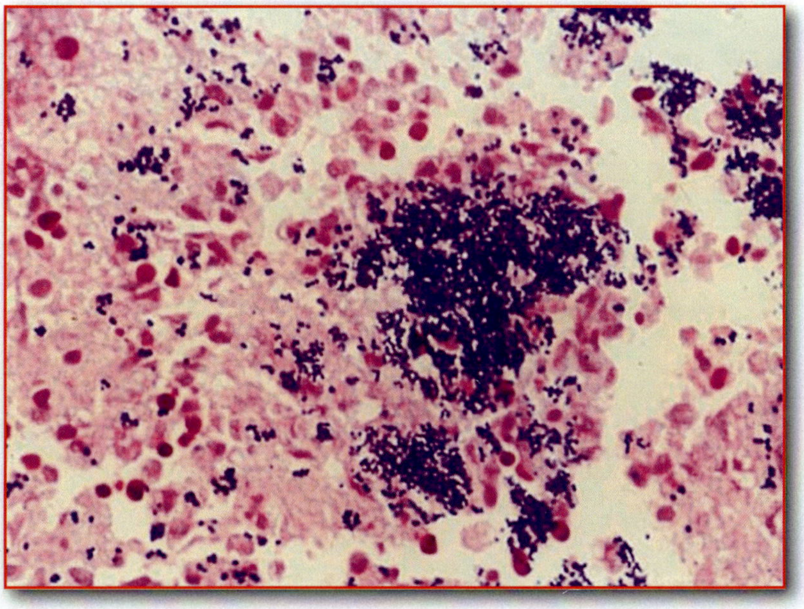

Figura 10. *Tinción de Gram.*

2.4.4. *Plata metenamina y otras técnicas de plata*

Para detectar hongos y *Pneumocistis*, que se ven de color negro (Figura 11).

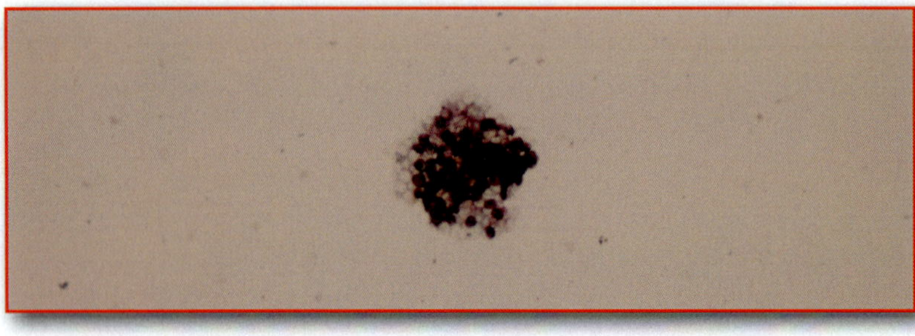

Figura 11. *Tinción de* Pneumocistis carinii *con plata metenamina.*

2.4.5. *PAS*

Ya se ha estudiado; también sirve para detectar hongos.

3. FUNDAMENTOS, CONTROLES Y APLICACIONES DE LAS TÉCNICAS DE HISTOQUÍMICA ENZIMÁTICAS

La histoquímica enzimática se basa en la **metabolización de un sustrato** mediante enzimas. La visualización se realiza con un colorante insoluble combinado con la ventaja de localizar en el microscopio la actividad enzimática. Prácticamente cualquier enzima puede ser detectada. Debido al uso de la inmunohistoquímica y de técnicas de patología molecular, su uso actualmente se ha reducido mucho.

AMPLÍA TUS CONOCIMIENTOS

A. Pearse está considerado el padre de la histoquímica enzimática por sus estudios en los años 50. Las técnicas de histoquímica enzimática se emplearon para detectar infartos de miocardio, lesiones cerebrales o enfermedad celiaca.

3.1. Fundamentos

Ejemplos de bases bioquímicas de las reacciones de histoquímica enzimática:

- **Vía deshidrogenasa:** consiste en quitar dos átomos de hidrógeno a los sustratos o los compuestos (como succinato sódico o lactato sódico), oxidándose y usando el cloruro de tetrazolio como indicador de esta reacción (Figura 12), lo que produce un cambio de color. La lactatodeshidrogenasa o el succinato deshidrogenasa son fundamentales en el metabolismo de la célula, en el ciclo de Krebs.

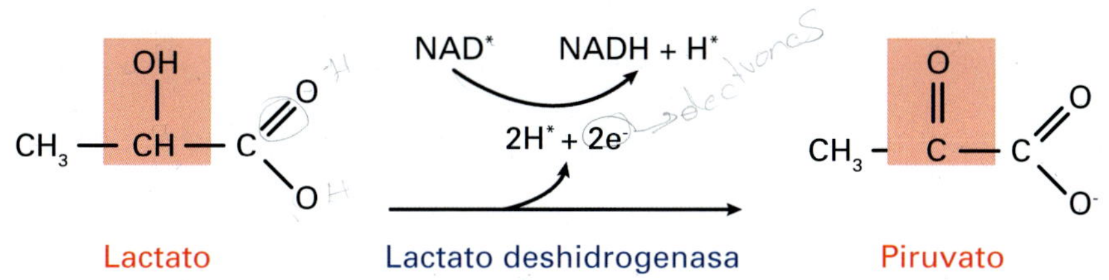

Figura 12. *Ejemplo de reacción vía deshidrogenasa.*

- **Vía fosfatasa y esterasa:** la reacción enzimática quita grupos fosfato o naftilo y en este caso el indicador colorimétrico son sales de diazonio.

En el capítulo de inmunohistoquímica se muestra de qué manera se utilizan como marcadores enzimas capaces de hacer cambiar de color un sustrato incoloro. Las enzimas más frecuentemente utilizadas son peroxidasa y fosfatasa alcalina. Estas enzimas hacen cambiar de color los sustratos diaminobenzidina (color pardo), aminoetilcarbazol (color rojo) y nitroazul de tetrazolio (color azul). Pueden usarse a la vez, en combinación. Esta reacción enzimática puede hacerse directamente sobre el anticuerpo primario o indirectamente, mediante anticuerpos secundarios o sustancias como biotina.

Todas las técnicas deben tener controles positivos y negativos. Habitualmente se incluye un pequeño cilindro de reactividad conocida en cada porta.

4. TÉCNICAS DE TINCIÓN PARA LA DETERMINACIÓN DE ENZIMAS

A lo largo de los años se han utilizado distintas técnicas histoquímicas para ver enzimas y localizarlas en los tejidos a través del microscopio. En casi todas ellas el producto final de la reacción debe ser insoluble. El resultado de estas técnicas puede ser visible en función de tener alguna de las siguientes **propiedades:**

- Opaco a luz blanca, luz ultravioleta o haz de electrones en microscopia electrónica.
- Luminiscencia, tanto fluorescencia como fosforescencia.
- Incremento del índice refractario.
- Reflectividad.

4.1. Manejo de los tejidos

Casi todas las técnicas se realizan con **tejido congelado,** porque la mayoría de las enzimas se inactivan por fijación con **formol.** Se recomienda congelar las muestras en hielo seco (CO_2) a - 80 °C o en isopentano en un congelador (- 25 °C), en un pequeño tubo de Eppendorf (biopsias) o bolsa de plástico (resecciones quirúrgicas).

Es importante el **espesor mínimo de sección** en criostato. Es recomendable realizar cortes finos. En algunas técnicas resulta complicado el uso de controles o muestras de referencia con una actividad enzimática conocida o estandarizada, que suelen estar disponibles comercialmente.

4.2. Aplicaciones

- La acetilcolinesterasa es la más comúnmente usada. Es clave para el diagnóstico de la enfermedad de Hirschsprung.
- La fosfatasa alcalina es una enzima importante en la barrera hematoencefálica, la mucosa duodenal y túbulo proximal del riñón. Una disminución de la actividad enzimática de la fosfatasa alcalina indica deterioro funcional grave.
- Un aumento de actividad de la fosfatasa ácida lisosomal es un marcador temprano de lesiones isquémicas (falta de oxígeno) de los tejidos.
- La clasificación de enfermedades musculares, miopatías y distrofias.
- Las reacciones de histoquímica enzimática más frecuentemente usadas son ATPasa (Figura 13) a pH 4,5 y 9,4, deshidrogenasa succínica, NADH, fosforilasa y citocromo C oxidasa (COX).

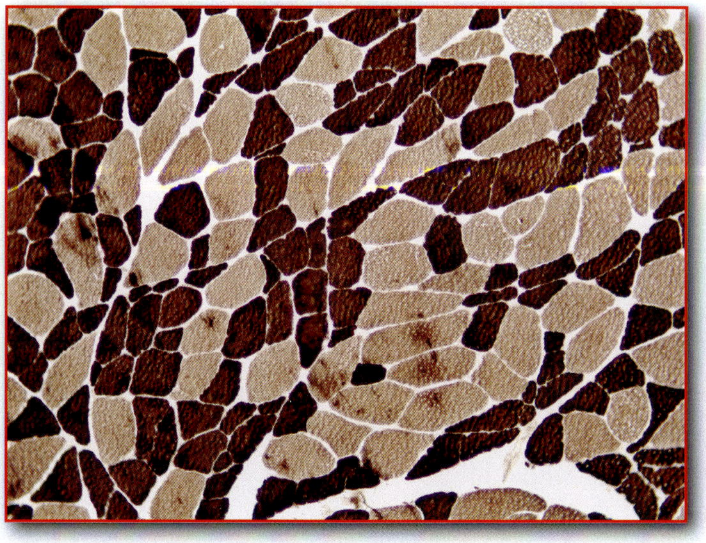

Figura 13. *Tinción de músculo con ATPasa.*

5. HISTOQUÍMICA DE LAS LECTINAS Y APLICACIONES

Las **lectinas** son proteínas que se unen a oligosacáridos o carbohidratos de manera específica y pueden utilizarse como los anticuerpos en inmunohistoquímica para obtener una reacción colorimétrica. Distintos usos en la identificación de carbohidratos característicos de distintos tipos de tejidos como glía, neuronas, epitelios, tejidos conectivos, etc., son muy útiles en Histología y Patología para identificar distintos tipos de tumores.

Se pueden clasificar según el ligando que reconocen:

- **Glucosa-Manosa:** por ejemplo, GNA, LCH, ConA.
- **Galactosa:** por ejemplo, PNA, RCA, VVL.
- **N-acetilglucosamina:** por ejemplo, WGA.
- **N-acetilglucosamina ácida:** por ejemplo, SNA, MAL, MAH.
- **Fucosa:** por ejemplo, UEA *(Ulex europeus)*, AAL.

Los usos podrían agruparse como:

- Marcadores tumorales.
- Quistes odontogénicos.
- Microbiología.
- Serología.
- Inflamación.

RESUMEN

- ✓ Aunque la **inmunohistoquímica** ha reducido el empleo de técnicas histoquímicas, estas siguen siendo importantes.
- ✓ Las técnicas histoquímicas como PAS, Giemsa o tricrómico de Masson tienen importantes utilidades y se utilizan frecuentemente en los **laboratorios de anatomía patológica** para identificar componentes de las células o incluso microorganismos.
- ✓ En este capítulo también se han tratado las **técnicas de histoquímica enzimática** o lectinas que, aunque no se usan en todos los laboratorios, también tienen sus utilidades.

GLOSARIO

Adenocarcinoma: tumor epitelial maligno que forma glándulas.

Argentafines o argirófilas: células o elementos celulares que se tiñen intensamente con las sales de plata y de cromo.

Enzimas: moléculas de naturaleza proteica que catalizan reacciones químicas.

Hirschsprung: enfermedad congénita en la que faltan células del sistema nervioso en la pared del colon.

Luminiscencia: propiedad de determinadas sustancias de emitir luz, tanto por la acción de ciertos rayos como por la existencia de reacciones físicas o químicas.

Melanoma: tumor maligno de las células de la piel que producen melanina.

Rabdomiosarcoma: tumor maligno de células de músculo esquelético.

Reflectividad: fracción de radiación incidente reflejada por una superficie.

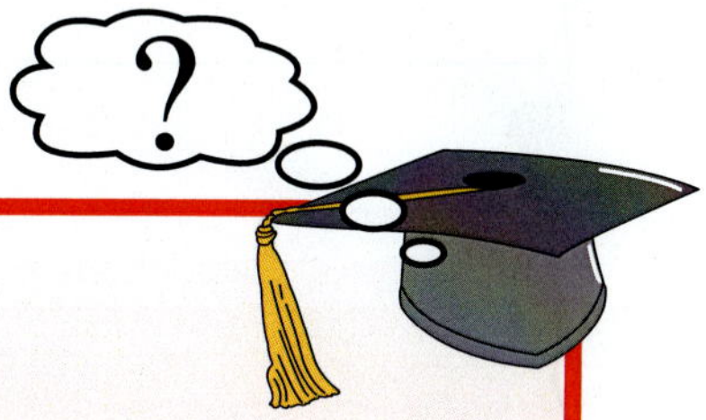

EJERCICIOS

- **E1.** Realiza una lista con diez técnicas de histoquímica y un ejemplo de utilidad.
- **E2.** Describe los pasos de una técnica de PAS.
- **E3.** ¿Para qué sirve el Ziehl-Neelsen?
- **E4.** ¿Qué son las lectinas?
- **E5.** ¿Qué vemos y con qué colores en la técnica de Giemsa?
- **E6.** Describe el proceso de congelación y corte en criostato.
- **E7.** Dibuja un esquema de la vía deshidrogenasa.
- **E8.** Elabora un listado con cinco técnicas con las que se puedan ver microorganismos.
- **E9.** Describe los pasos de la tinción de PAS.
- **E10.** Describe el manejo de tejidos para pruebas de histoquímica enzimática.

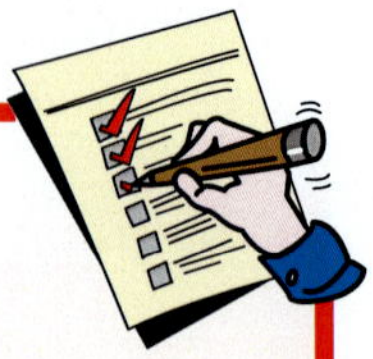

EVALÚATE TÚ MISMO

1. Se ven mejor las características de la cromatina del núcleo con:

- ❑ a) PAS.
- ❑ b) Giemsa.
- ❑ c) Ziehl-Neelsen.
- ❑ d) Tricrómico de Masson.

2. Para congelar muestras se emplea:

- ❑ a) Lectinas.
- ❑ b) Isopentano.
- ❑ c) Azul de toluidina.
- ❑ d) Azul alcián.

3. Para detectar hierro se utiliza la tinción de:

- ❑ a) Pearls.
- ❑ b) Von Kossa.
- ❑ c) PAS.
- ❑ d) Azul alcián.

4. Se usan más como técnicas de histoquímica enzimática para la clasificación de enfermedades musculares, miopatías y distrofias:

- ❑ a) Fosfatasa alcalina.
- ❑ b) NADH y ATPasa.
- ❑ c) Proteinasas.
- ❑ d) GOT y GPT.

5. En la vía deshidrogenasa se quitan:

- ❑ a) Dos átomos de hidrógeno.
- ❑ b) Dos grupos carbonato.
- ❑ c) Dos átomos de oxígeno.
- ❑ d) Todas las respuestas anteriores son correctas.

6. Con la técnica de Giemsa el *Helicobacter pylori* se ve de color:

- ❑ a) Azul.
- ❑ b) Rojo.
- ❑ c) Negro.
- ❑ d) Marrón.

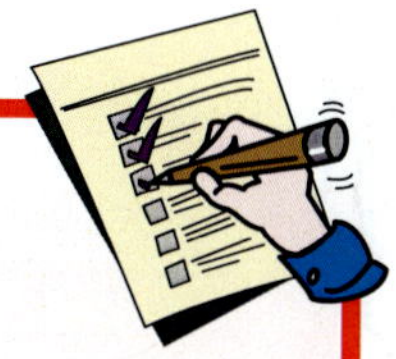

7. Para ver amiloide se emplea:

- ❑ a) PAS.
- ❑ b) Giemsa.
- ❑ c) Rojo Congo.
- ❑ d) Azul alcián.

8. La mejor técnica para ver micobacterias ácido-alcohol resistentes es:

- ❑ a) PAS.
- ❑ b) Giemsa.
- ❑ c) Ziehl-Neelsen.
- ❑ d) Tricrómico de Masson.

9. El primer paso de las técnicas histoquímicas es:

- ❑ a) Deshidratar y montar.
- ❑ b) Desparafinar e hidratar.
- ❑ c) Lavar con agua destilada.
- ❑ d) Desparafinar y deshidratar.

10. En el PAS hay que mantener la preparación en reactivo de Schiff:

- ❑ a) 5-10 min.
- ❑ b) 15- 30 min.
- ❑ c) Una hora.
- ❑ d) De un día para otro.

11. Para realizar el diagnóstico de enfermedad de Hirschprung se utiliza:

- ❑ a) Acetilcolinesterasa.
- ❑ b) Fosfatasa ácida.
- ❑ c) Fosfatasa alcalina.
- ❑ d) NADPH.

12. Para la determinación de enzimas es falso que:

- ❑ a) Casi todas las técnicas se realizan con tejido congelado.
- ❑ b) Es importante que el espesor de sección en criostato sea grueso.
- ❑ c) Hay que usar controles o muestras de referencia con una actividad enzimática conocida o estandarizada, que suelen estar disponibles comercialmente.
- ❑ d) Es posible localizarlas en los tejidos a través del microscopio.

capítulo

6

APLICACIÓN DE TÉCNICAS INMUNOHISTOQUÍMICAS

María Suárez Solís

Sumario

1. Anticuerpos monoclonales y policlonales. Marcaje de anticuerpos
2. Fundamentos de los métodos inmunohistoquímicos: directos e indirectos
3. Clasificación de las técnicas en función del marcador utilizado
4. Procesamiento histológico y restablecimiento de la inmunorreactividad tisular
5. Procedimientos de las técnicas inmunohistoquímicas y controles
6. Marcadores tumorales

La inmunohistoquímica es un método que permite la **localización de antígenos específicos** en tejidos o células (inmunocitoquímica) gracias a un **reconocimiento antígeno-anticuerpo.**

Hoy en día es una **técnica imprescindible** en anatomía patológica para el diagnóstico, pronóstico y tratamiento, identificando moléculas, principalmente proteicas, que ofrecen claves diagnósticas, lo que permite además localizarlas morfológicamente en las distintas células o componentes del tejido.

1. ANTICUERPOS MONOCLONALES Y POLICLONALES. MARCAJE DE ANTICUERPOS

Los anticuerpos pertenecen a un grupo de proteínas llamadas **"inmunoglobulinas",** sintetizadas por las células plasmáticas. Estructuralmente se caracterizan por tener **dos unidades básicas:** un par de **cadenas ligeras** (κ o λ) y un par de **cadenas pesadas** idénticas (α, γ, δ, ε o μ). Serán las cadenas pesadas las que determinen la clase de inmunoglobulina (IgA, IgG, IgD, IgE, IgM) (Figura 1).

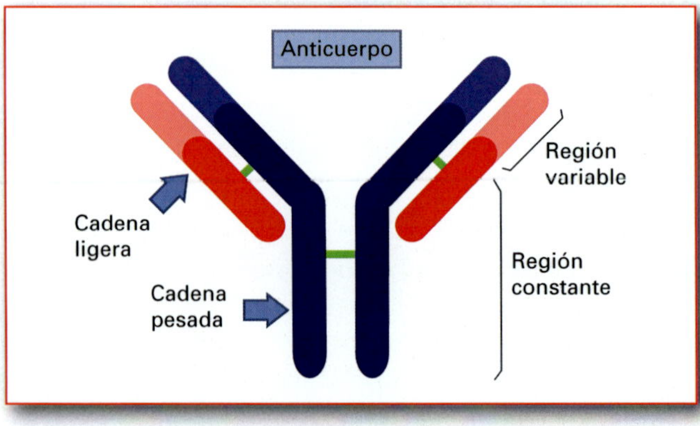

Figura 1. *Estructura básica de los anticuerpos.*

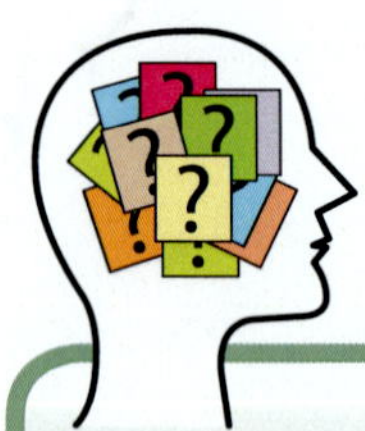

RECUERDA QUE

La inmunohistoquímica es uno de los mayores avances de la anatomía patológica moderna.

1.1. Anticuerpos monoclonales y policlonales

Los anticuerpos pueden ser:

- **Policlonales:** proceden de la activación de distintos clones de linfocitos B. Al proceder de células diferentes reaccionan con distintos epítopos en el mismo antígeno, con diferente afinidad y especificidad.
  - Ventajas: alta sensibilidad; menor susceptibilidad a las alteraciones del tejido durante el procesamiento.

- Inconvenientes: especificidad variable, con posibilidad de que acontezcan reacciones cruzadas; problemas de reproducibilidad; disponibilidad limitada.

- **Monoclonales:** proceden de un clon individual de células plasmáticas. Al proceder de una misma célula que ha sido clonada reaccionan con un único epítopo del antígeno (Figura 2).
  - **Ventajas:** mayor especificidad; mayor reproducibilidad; mayor disponibilidad que los anticuerpos policlonales; ausencia de reacciones cruzadas con otras proteínas.
  - **Inconvenientes:** menor sensibilidad, con mayor probabilidad de obtener un resultado falso negativo; menor estabilidad en las mismas condiciones que los anticuerpos policlonales.

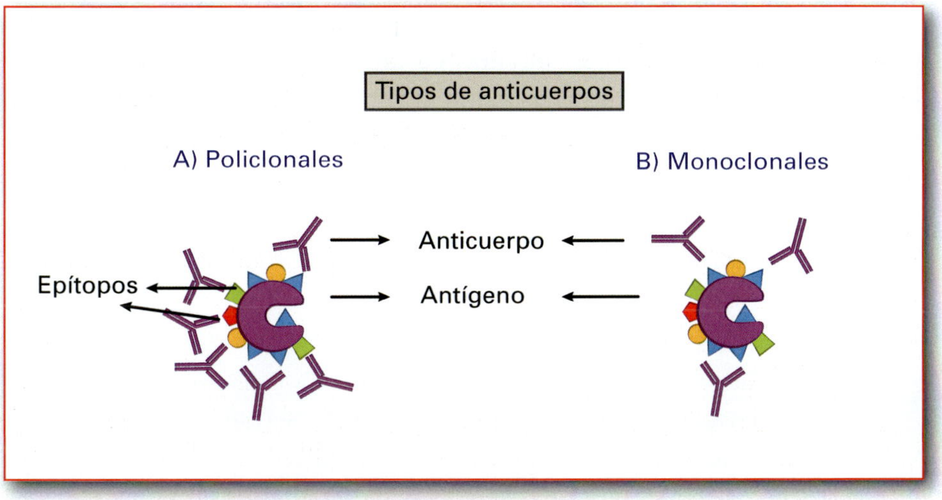

Figura 2. *Reacción antígeno-anticuerpo monoclonal.*

AMPLÍA TUS CONOCIMIENTOS

La **reacción cruzada** (del inglés *cross-reactivity*) ocurre cuando un mismo anticuerpo puede reaccionar con diferentes antígenos o viceversa, cuando un antígeno puede ser reconocido por diferentes anticuerpos.

La reacción antígeno-anticuerpo es útil porque permite visualizarla.

1.2. Marcaje de anticuerpos

La **reacción antígeno-anticuerpo** es útil porque permite visualizarla, y esta visualización puede llevarse a cabo gracias al marcaje de los anticuerpos mediante diferentes técnicas. En función del marcador utilizado podrán clasificarse las técnicas de inmunohistoquímica, como se verá en el apartado "Clasificación de las técnicas en función del marcador utilizado".

2. FUNDAMENTOS DE LOS MÉTODOS INMUNOHISTOQUÍMICOS: DIRECTOS E INDIRECTOS

La inmunohistoquímica surgió como herramienta de los investigadores que proporcionaba información adicional al estudio morfológico que realizaba el patólogo. Los marcadores celulares que se detectan con la inmunohistoquímica proporcionan información sobre la biología y el estado de la enfermedad, además de información sobre el pronóstico de la misma.

El marcaje de los anticuerpos puede realizarse de forma directa o indirecta.

- **Directa:** se marca el anticuerpo primario que va a reaccionar con el antígeno. La técnica es muy rápida pero poco sensible (Figura 3). El principal inconveniente es que exige que se marquen tantos anticuerpos como antígenos se quieran detectar.

Los marcadores celulares que se detectan con la inmunohistoquímica proporcionan información sobre la biología y el estado de la enfermedad, además de información sobre el pronóstico de la misma.

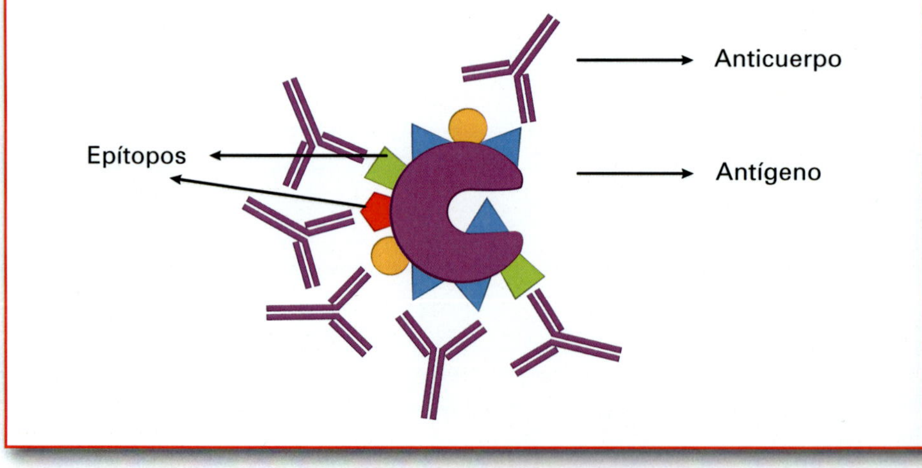

Figura 3. *Reacción antígeno-anticuerpo con marcaje directo.*

- **Indirecta:** se marca un anticuerpo secundario que se unirá al anticuerpo primario (Figura 4). Las ventajas del método indirecto es que permiten solo se tenga que marcar un anticuerpo, la versatilidad (un mismo anticuerpo secundario puede unirse a varios anticuerpos primarios), es un método más sensible que el anterior. Su principal inconveniente es que pequeñas cantidades de antígeno pueden no ser detectadas.

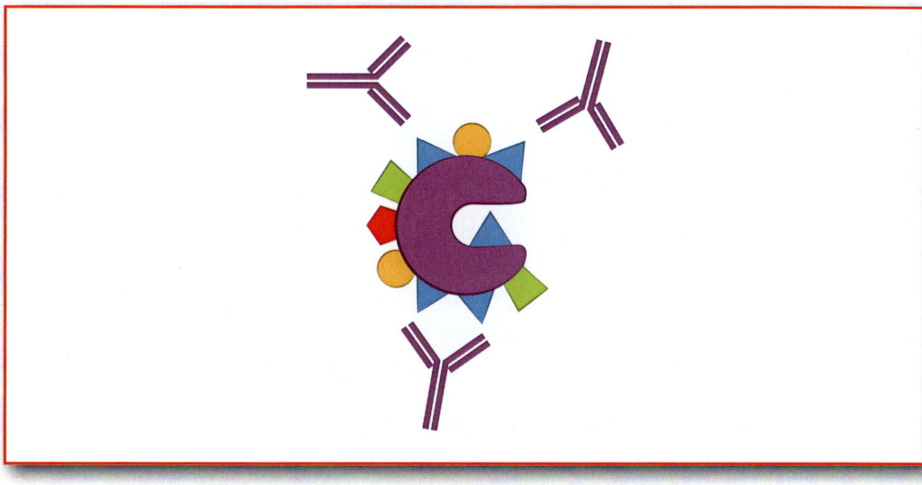

Figura 4. *Reacción antígeno-anticuerpo con marcaje indirecto.*

La inmunofluorescencia consiste en una reacción antígeno-anticuerpo que se hace visible mediante el marcaje del anticuerpo con un colorante fluorescente.

3. CLASIFICACIÓN DE LAS TÉCNICAS EN FUNCIÓN DEL MARCADOR UTILIZADO

3.1. Inmunofluorescencia

La inmunofluorescencia es un proceso que consiste en una reacción antígeno-anticuerpo que se hace visible mediante el marcaje del anticuerpo con un colorante fluorescente, que se manifiesta tras su exposición a la luz ultravioleta emitida por el microscopio (Figura 5).

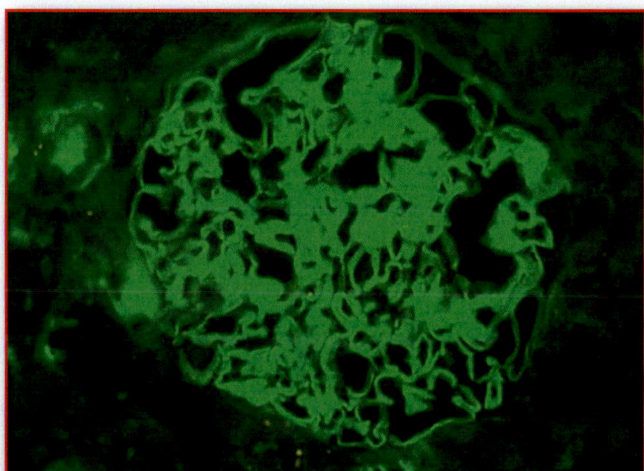

Figura 5. *Imagen de inmunofluorescencia utilizando como fluorocromo la fluoresceína.*

RECUERDA QUE

Los fluorocromos más utilizados son la fluoresceína (emite fluorescencia color verde manzana) y la rodamina (emite fluorescencia color roja-anaranjada).

La inmunofluorescencia puede ser directa o indirecta, como se ha visto en apartados anteriores.

- **Inmunofluorescencia directa:**
  - Ventajas: los tiempos de incubación son cortos y los protocolos de tinción doble o triple más sencillos.
  - Inconvenientes: la señal es menor; mayor coste económico; protocolo menos flexible.

- **Inmunofluorescencia indirecta:**
  - Ventajas: mayor sensibilidad que la inmunofluorescencia directa; los anticuerpos secundarios son relativamente más baratos; suelen ir acoplados a una gran variedad de fluorocromos de diversos colores y tienen una buena calidad.

3.1.1. *Limitaciones de la inmunofluorescencia*

La principal limitación de la inmunofluorescencia es el denominado *fotobleaching*. Se trata de una **degradación irreversible del fluorocromo** excitado debido a su interacción con oxígeno. Este efecto se puede reducir utilizando la iluminación más baja posible dentro del intervalo de excitación adecuado de ese fluorocromo.

3.2. Inmunoenzimática

Para el marcaje del anticuerpo se utiliza una enzima. La reacción antígeno-anticuerpo se visualiza añadiendo, al final de la reacción, una sustancia denominada "cromógeno". Al actuar la enzima sobre el anticuerpo interacciona a su vez sobre el cromógeno y da lugar a un precipitado insoluble y coloreado.

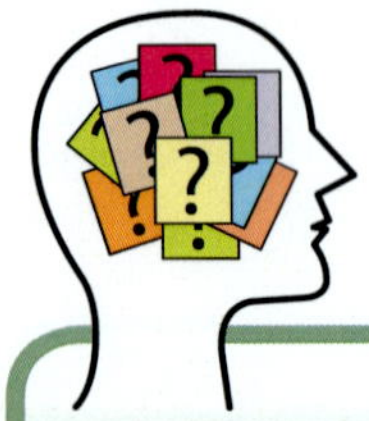

RECUERDA QUE

Como marcadores pueden utilizarse diferentes tipos de enzimas, siendo la más utilizada la peroxidasa. Otra de las más usadas es la fosfatasa alcalina.

3.3. Oro coloidal

El oro coloidal se puede utilizar como marcador de inmunoglobulinas, ya sea de forma directa o indirecta (ligando el oro coloidal a la proteína A, que tiene la capacidad de unirse mediante un mecanismo no inmune a las inmunoglobulinas). Esta técnica tiene sus limitaciones, que pueden aminorarse utilizando iones de plata para intensificar la coloración (técnica de oro coloidal-plata).

4. PROCESAMIENTO HISTOLÓGICO Y RESTABLECIMIENTO DE LA INMUNORREACTIVIDAD TISULAR

La necesidad de la recuperación antigénica surge para solucionar problemas que acontecen durante el procesamiento del material histológico:

- **Decalcificación:** puede alterar la inmunorreactividad e incluso hacer que desaparezca al cabo de unas pocas horas de tratamiento, sobre todo si se utilizan soluciones fuertes que contengan ácido nítrico.

- **Inclusión:** en los procedimientos de deshidratación y aclaración, el uso de ciertas sustancias puede interferir en la inmunorreacción. El empleo de acetona o de cloroformo en lugar de etanol mejora la inmunotinción y reduce la tinción de fondo. A su vez, la inclusión en parafina da lugar a mayor tinción de fondo que la obtenida en aquellas muestras a las que se le realizan secciones criostáticas. Por ello, antes de realizar una inmunotinción es muy importante que se lleve a cabo la desparafinación completa de la preparación histológica.

4.1. Técnicas de recuperación antigénica

La pérdida de la antigenicidad ocasionada por los fijadores se produce por creación de enlaces que enmascaran los antígenos (concretamente enmascaran los epítopos), por lo que el anticuerpo no puede unirse a ellos. La recuperación antigénica permite desenmascarar los epítopos, que quedan accesibles para el anticuerpo tras la ruptura de los enlaces.

Existen principalmente **dos métodos** para la recuperación antigénica:

- **Digestión enzimática:** se utilizan enzimas proteolíticas que producen la ruptura de enlaces cruzados, poniendo de manifiesto los epítopos enmascarados. Inconvenientes: solo se beneficia un número reducido de anticuerpos; estabilización difícil; en caso de ser excesiva puede llegar a destruir el tejido o puede desenmascarar fragmentos proteicos comunes a diversos antígenos incrementando la tinción no específica.

- **Inducción por calor:** la inducción de calor para romper los enlaces cruzados es el método más utilizado actualmente para la recuperación antigénica. Pueden utilizarse distintos aparatos (horno microondas, olla a presión, autoclave) y diferentes soluciones de desenmascaramiento (el citrato sódico se considera la mejor hasta la fecha).

4.2. Bloqueo de la actividad enzimática endógena

Al utilizar como marcador una enzima normalmente presente en el tejido que se examina debe inhibirse su actividad endógena antes de la inmunotinción y minimizar así el número de falsos positivos. Este procedimiento no es necesario en aquellas enzimas que no tienen actividad en los tejidos humanos, como es el caso de la glucosa oxidasa.

Entre los **métodos utilizados para el bloqueo de la actividad endógena** de las enzimas se encuentran los siguientes:

- **Incubación en metanol absoluto con peróxido de hidrógeno:** esta técnica se emplea en el bloqueo de la actividad endógena de la peroxidasa.
- **Levamisol:** se utiliza en el bloqueo de la actividad endógena de la fosfatasa alcalina, exceptuando la de tipo intestinal, que por su parte es sensible a otros tratamientos como el realizado con ácido acético, peróxido de hidrógeno o ácido periódico.

4.3. Bloqueo de la tinción de fondo

La tinción de fondo engloba toda tinción inespecífica de una preparación inmunohistoquímica.

Puede producirse de **forma directa:** presencia del antígeno en lugares diferentes al que se quiere detectar; antisueros primarios de anticuerpos frente antígenos distintos al que quiere determinarse; atrapamiento del antígeno o difusión del mismo hacia lugares donde no suele encontrarse.

También puede producirse de **forma indirecta:** unión no inmune de un antisuero a los componentes de los tejidos.

La tinción de fondo puede reducirse bloqueando los lugares con afinidad no inmune por las inmunoglobulinas añadiendo suero bloqueante al antisuero primario, utilizando antisuero primario en diluciones muy altas y añadiendo grandes concentraciones de sal al tampón; mediante digestión enzimática.

4.4. Controles

Para realizar una adecuada técnica de inmunohistoquímica es conveniente llevar a cabo controles con la finalidad de determinar falsos positivos y negativos para concretar si la técnica se ha desarrollado correctamente.

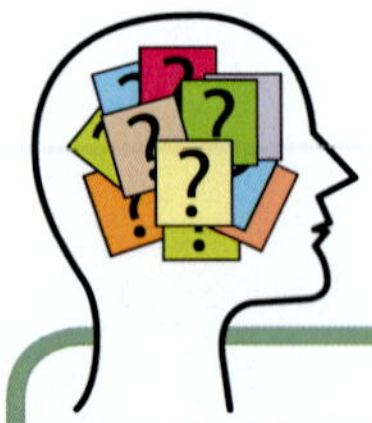

RECUERDA QUE

En la inducción por calor se deberán valorar los siguientes parámetros: tipo de fuente de calor, temperatura, tiempo de aplicación y pH de la solución recuperadora de antígenos.

- **Control negativo:** tejido que carece del antígeno de un determinado anticuerpo y que por tanto no debe dar señal de positividad a una tinción inmunohistoquímica (Figura 6). En caso de producirse tinción en el control negativo no se debe considerar la técnica como buena, ya que indica que han existido reacciones cruzadas o contaminación de reactivos.

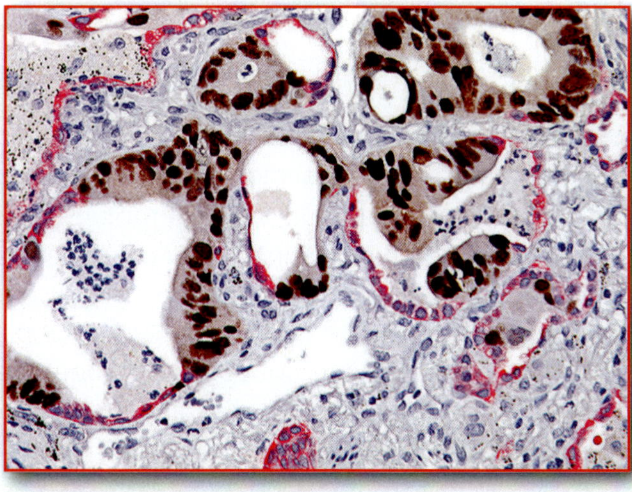

Figura 6. *Control negativo. Adenocarcinoma presente en conducto auditivo. Las células neoplásicas expresan CK7, el tejido fibroconectivo circundante es negativo para la misma, por lo que nos sirve como control negativo de la técnica.*

- **Control positivo:** se utiliza una sección de tejido de la que se tiene la certeza que contiene el antígeno que se quiere detectar (Figura 7). El mejor control positivo es el control interno, es decir, células o componentes del tejido normal/no patológico, en las que exista el antígeno que se quiere estudiar. Si el resultado es negativo en la preparación a estudiar se deberá a cualquier fallo técnico.

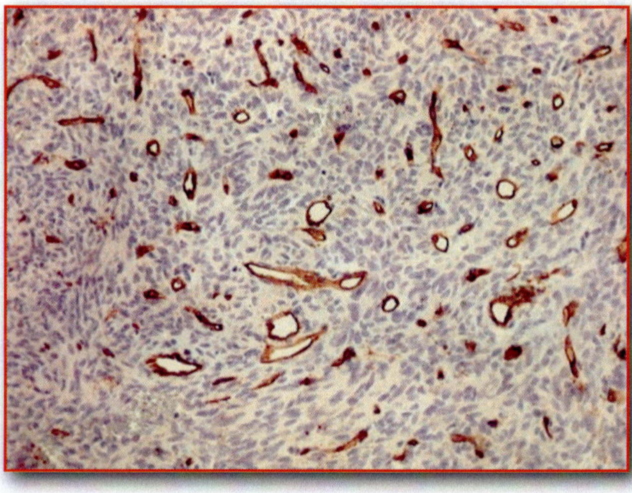

Figura 7. *Control positivo. El anticuerpo CD34 es negativo para las células neoplásicas en el caso problema; en cambio, se observa expresión del mismo en el endotelio vascular normal, que nos sirve como control positivo.*

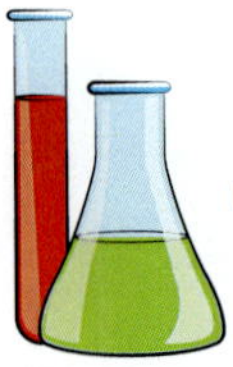

El anticuerpo primario es el reactivo responsable de otorgar especificidad a la reacción inmunohistoquímica.

4.5. Tipos de anticuerpos y diluciones

El **anticuerpo primario** es el reactivo responsable de otorgar especificidad a la reacción inmunohistoquímica, ya sea en su forma concentrada o prediluida. Es una molécula que de manera natural no está marcada, de modo que su localización en la sección de tejido se detecta directamente marcándolo o indirectamente, mediante la aplicación de anticuerpos secundarios marcados.

Las **soluciones de anticuerpos** policlonales contienen muchos clones de anticuerpos con diferentes especificidades por los diferentes antígenos, pero se suelen enriquecer los anticuerpos de más afinidad y eliminar selectivamente los de baja afinidad por columnas de absorción.

La **dilución óptima** de un mismo anticuerpo será muy distinta de un laboratorio a otro, entendiendo por concentración óptima aquella que proporciona la intensidad-especificidad más alta con la mínima tinción de fondo inespecífica.

Los **diluyentes de anticuerpos** son soluciones tamponadas que se emplean para utilizar los anticuerpos a la solución de trabajo adecuada. Actualmente, las soluciones tamponadoras confieren una mayor estabilidad a la dilución del anticuerpo y favorecen la optimización del mismo. El tampón más utilizado en la actualidad es el PBS. En el caso de los reactivos listos para usar se debe tener en cuenta que ya están prediluidos y testados por el proveedor.

5. PROCEDIMIENTOS DE LAS TÉCNICAS INMUNOHISTOQUÍMICAS Y CONTROLES

5.1. Peroxidasa

La peroxidasa es una enzima que se utiliza como marcador de anticuerpos. Las técnicas de la peroxidasa pueden ser:

- **Con anticuerpos marcados:** la enzima se une mediante un enlace covalente al anticuerpo. A su vez puede ser directa o indirecta (como se ha visto explicado en apartados anteriores).

- **Con anticuerpos no marcados** (técnica de la peroxidasa-antiperoxidasa): puede utilizarse para anticuerpos policlonales mediante el siguiente procedimiento técnico: se desparafina e hidrata el tejido, se procede a inhibir la peroxidasa endógena, se incuba en suero de cerdo o del animal del que se obtuviese el ácido puente, se drena su exceso, se incuba en suero de conejo usando PBS como diluyente, se incuba el anticuerpo secundario diluyéndolo con PBS, se incuba el complejo peroxidasa-antiperoxidasa, se revela con Diaminobencidina (DAB) bajo control microscópico, se lava con agua, se contrasta con hematoxilina-eosina, se deshidrata, se aclara y se monta. Entre estos pasos se realizan varios baños en PBS para eliminar el exceso de antisuero.

La técnica de la peroxidasa-antiperoxidasa también puede realizarse para anticuerpos monoclonales. Si se utiliza como anticuerpo primario un anticuerpo monoclonal de ratón el procedimiento será exactamente igual al descrito con los anticuerpos policlonales, con la excepción de que se utilizará como suero bloqueante no inmune el suero normal de conejo en lugar de suero de cerdo, como suero secundario una IgG de conejo frente a ratón, y un complejo peroxidasa-antiperoxidasa procedente de ratón.

La principal ventaja de cualquiera de las técnicas realizadas con peroxidasa es su elevada sensibilidad y su principal inconveniente es la aparición de falsos positivos debido a la preexistencia de peroxidasa en los tejidos, por lo que se deberá inhibir su actividad endógena.

AMPLÍA TUS CONOCIMIENTOS

Los **amplificadores de señal** son técnicas empleadas para aumentar la intensidad de la técnica de inmunohistoquímica. Se basan en la introducción de pasos intermedios en el proceso que permitan ampliar los sitios de introducción de la enzima empleada.

5.2. Fosfatasa alcalina

El complejo utilizado en este caso es la fosfatasa alcalina-antifosfatasa alcalina. El procedimiento técnico es similar al descrito para la peroxidasa-antiperoxidasa.

El principal inconveniente de esta técnica es que requiere un medio de montaje acuoso. Su principal ventaja es que la fosfatasa alcalina no se encuentra en muchos tejidos del organismo, a diferencia de la peroxidasa endógena.

5.3. Oro coloidal

- **Técnica directa:** tratar las secciones con solución yodo-yodadura de lugol, aclarar con tiosulfato sódico y lavar en agua corriente. Incubar con suero de cabra normal al 1/20 en albúmina sérica bovina (ASB) al 0,1 % y pH 8,2 en PBS. Drenar el exceso de solución anterior. No lavar. Incubar con el anticuerpo primario en la dilución óptima en ASB-PBS. Eliminar el exceso de antisuero primario y lavar en ASN-PBS. Lavar en PBS y posteriormente con agua destilada. Finalmente contrastar con hematoxilina, deshidratar, aclarar y montar.
- **Técnica indirecta:** similar a la técnica directa, con la excepción de que aquí se añade un paso adicional, la incubación con el anticuerpo secundario lavado con ASB-PBS.

Los **procedimientos técnicos** expuestos referentes a la peroxidasa, la fosfatasa alcalina y el oro coloidal en la actualidad están automatizados; no obstante, es recomendable tener unas nociones básicas sobre el procedimiento manual, y por tanto del trabajo que realiza la máquina que actualmente lleva a cabo este trabajo.

6. MARCADORES TUMORALES

Entre los objetivos de la anatomía patológica en lo que se refiere al estudio de la patología tumoral se encuentran precisar el tipo de neoplasia y su histogénesis e intentar determinar la localización de la neoplasia primaria en caso de metástasis. Los marcadores histoquímicos, inmunohistoquímicos y ultraestructurales son de gran ayuda para ello.

6.1. Histoquímicos

Técnica histoquímica	Sustancia detectada	Tipo tumoral
PAS	Glucógeno	Carcinoma renal, sarcoma de Ewing
PAS-diastasa	Mucopolisacáridos neutros	Adenocarcinoma, carcinoma mucoepidermoide
Técnica argentafín de Masson	Pigmento melánico	Melanoma

6.2. Inmunohistoquímicos

Tipo tumoral	Panel IHQ
Nervioso	GFAP, NF, S100, enolasa, sinaptofisina, enolasa.
Respiratorio	CK7, TTF1, BerEP4, P40, sinaptofisina, CD56, cromogranina A
Mesotelial	Calrretinina, D2-40, WT1, mesotelina
Mamario	Receptores de estrógeno y progesterona, Herceptest, E-caderina, mamaglobina, GCDFP-15
Gastrointestinal	CK20, CDX2, MSH2, MSH6, MLH1, PMS2
Prostático	Racemasa, CK34β12, P63
Linfoide	CD20, CD3, CD5, CD10, CD23, CD43, CD23, CD30, CD68, CD 138, CD1a, MUM1, TDT, Bcl2, Bcl6, κ, λ
Muscular	Actina músculo liso y total, desmina, calponina, caldesmon, MyoD1, myogenina
Cutáneo (melanoma)	S100, Melan-A, HMB45

6.3. Ultraestructurales

Los principales marcadores ultraestructurales son: especializaciones de la membrana citoplasmática, modificaciones del citoesqueleto, alteraciones del paraplasma, presencia de estructuras especiales y cambios en los orgánulos.

Actualmente el microscopio electrónico, y por tanto los marcadores ultraestructurales, están en desuso; su empleo prácticamente se reduce a la detección del amiloide, el estudio de la patología glomerular renal y, de forma excepcional, al estudio de ciertos tumores.

6.4. Moleculares

Alteraciones genéticas o epigenéticas específicas de ciertos tumores que pueden ser detectadas por FISH, amplificación o técnicas de análisis masivo (-ómicas).

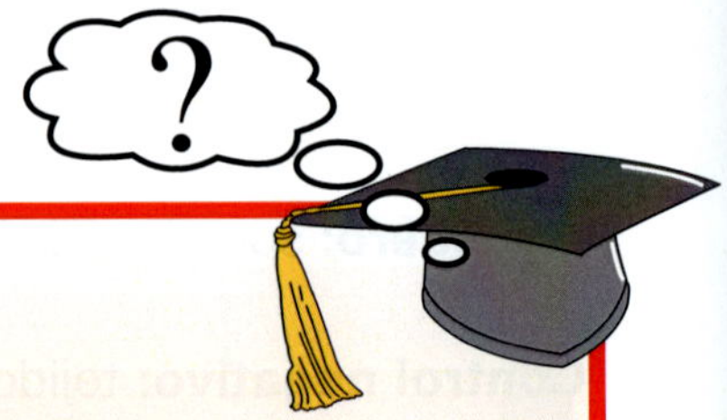

EJERCICIOS

- **E1. Define el concepto inmunohistoquímica.**
- **E2. Enumera las ventajas de los anticuerpos policlonales.**
- **E3. ¿Qué formas hay de marcar los anticuerpos y con qué sustancias puede realizarse este marcaje?**
- **E4. ¿Qué importancia tiene el bloqueo enzimático endógeno?**
- **E5. Pasos de una reacción inmunohistoquímica basada en peroxidasa.**

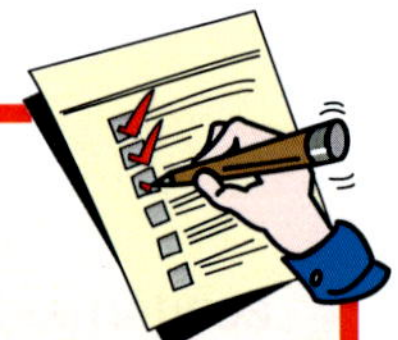

EVALÚATE TÚ MISMO

1. Marca la opción falsa entre las siguientes:

- ❑ a) La inmunohistoquímica únicamente puede realizarse sobre tejidos.
- ❑ b) Las inmunoglobulinas constan de dos cadenas pesadas idénticas y tres cadenas ligeras.
- ❑ c) Los anticuerpos monoclonales tienen mayor sensibilidad que los policlonales.
- ❑ d) Todas las respuestas anteriores son falsas.

2. ¿Cuál de las siguientes es una ventaja del método de marcaje de anticuerpos directo?:

- ❑ a) Permite marcar un único anticuerpo.
- ❑ b) Un mismo anticuerpo secundario puede unirse a varios anticuerpos primarios.
- ❑ c) Es una técnica muy rápida.
- ❑ d) Alta sensibilidad.

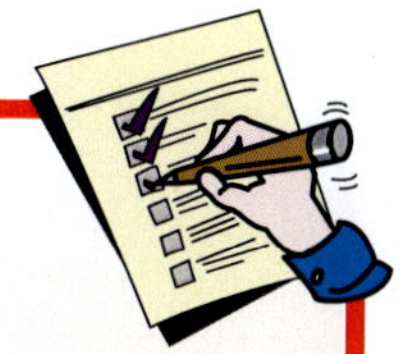

3. Principal limitación de la inmunofluorescencia:

❑ a) No permite un marcaje directo de los anticuerpos.
❑ b) Se realiza exclusivamente con anticuerpos monoclonales.
❑ c) *Fotobleaching*.
❑ d) Ninguna de las respuestas anteriores es correcta.

4. Enzima que se utiliza con mayor frecuencia en el marcaje de anticuerpos:

❑ a) Oro coloidal.
❑ b) Fluoresceína.
❑ c) Fosfatasa alcalina.
❑ d) Peroxidasa.

5. Principales técnicas de recuperación antigénica:

❑ a) Digestión enzimática y crioterapia.
❑ b) Crioterapia y fijación en formol.
❑ c) Inducción por calor y digestión enzimática.
❑ d) Fijación en formol e inducción por calor.

6. ¿Cuál de las siguientes sustancias permite bloquear la actividad endógena de la peroxidasa?:

❑ a) Levamisol.
❑ b) Metanol con peróxido de hidrógeno.
❑ c) Ácido acético.
❑ d) Ácido periódico.

7. Marca la respuesta verdadera sobre los controles en inmunohistoquímica:

❑ a) El mejor control positivo es el externo.
❑ b) En el caso de que un control negativo resulte positivo la técnica se considerará correcta.
❑ c) El control negativo utiliza tejidos que se tiene la certeza carecen del antígeno problema.
❑ d) Todas las respuestas anteriores son correctas.

8. Principal inconveniente de las técnicas de peroxidasa:

❑ a) Son demasiado específicas.
❑ b) Escasa sensibilidad.
❑ c) La presencia de peroxidasa endógena, y por tanto el aumento de la tasa de falsos positivos.
❑ d) Las respuestas a y b son correctas.

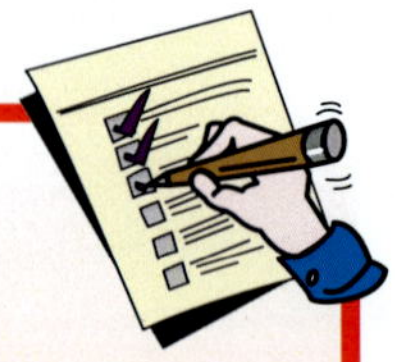

9. ¿Cuál de los siguientes paneles inmunohistoquímicos se deberían utilizar ante la sospecha de un adenocarcinoma de pulmón?:

- ❑ a) Receptores de estrógeno y progesterona.
- ❑ b) CK7, TTF1, BerEP4.
- ❑ c) CK20, CDX2, MSH2, MSH6, MLH1 Y PML2.
- ❑ d) S100, HMB45, Melan-A.

10. Marca la afirmación correcta:

- ❑ a) La inmunohistoquímica supone uno de los mayores avances de la anatomía patológica moderna.
- ❑ b) Las técnicas inmunoenzimáticas actualmente están automatizadas.
- ❑ c) El uso del microscopio electrónico y la ultraestructura están cada vez más en desuso en el estudio de la patología tumoral.
- ❑ d) Todas las respuestas anteriores son correctas.

capítulo

7

PROCESAMIENTO DE MUESTRAS CELULARES

David de Pablo Velasco,
Pedro Espinosa González,
José Manuel González Quintana

Sumario

1. Materiales y equipos básicos para el procesamiento citológico
2. Procesado general del material citológico
3. Fundamento, reactivos y protocolos de las diferentes técnicas de tinción
4. Control de calidad de la preparación. Conservación y archivado
5. Bloques celulares. Concepto, fundamento y preparación

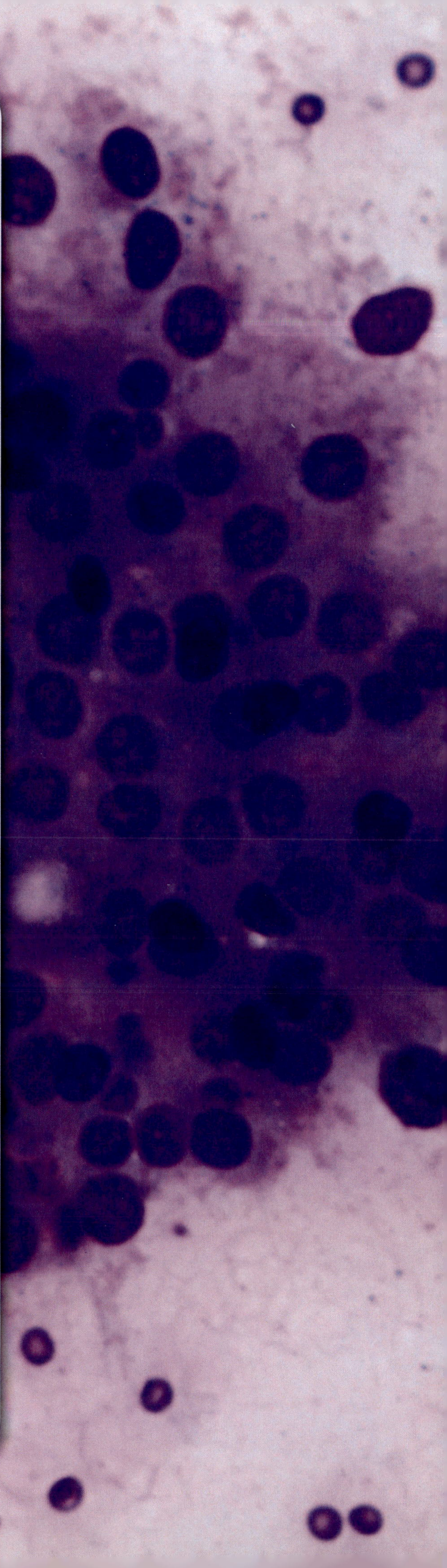

La **citología** es una pieza muy importante para el **diagnóstico precoz** de diversas patologías y también es un método de estudio que implica muy poca invasión para el paciente; esto implica que sea un método de estudio muy atractivo y muy utilizado en distintos servicios dentro de un mismo hospital o clínica (ginecología, urología, neurología, etc.) (Figura 1).

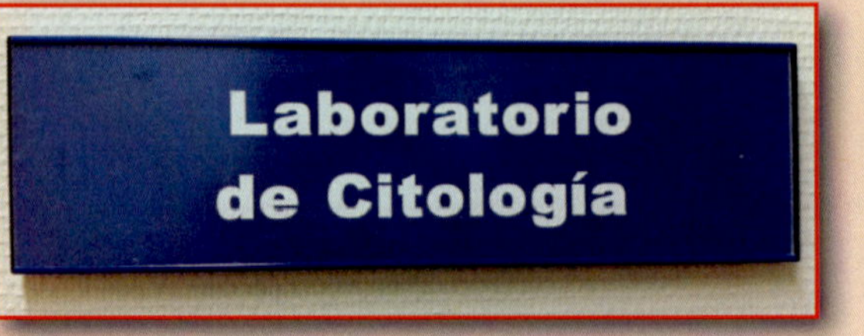

Figura 1. *Placa del laboratorio de citología.*

La citología implica el **estudio de células aisladas,** descamadas de superficies epiteliales o extraídas de regiones u órganos mediante diversas **técnicas clínicas** para poder interpretar lesiones existentes en ellos mediante distintos procesos.

1. MATERIALES Y EQUIPOS BÁSICOS PARA EL PROCESAMIENTO CITOLÓGICO

Citocentrífugas de diferentes tamaños y velocidades (Figuras 2 y 3).

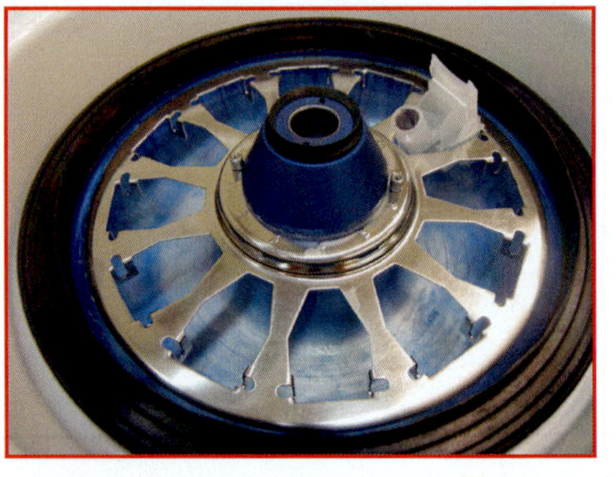

Figura 2. *Citocentrífuga.*

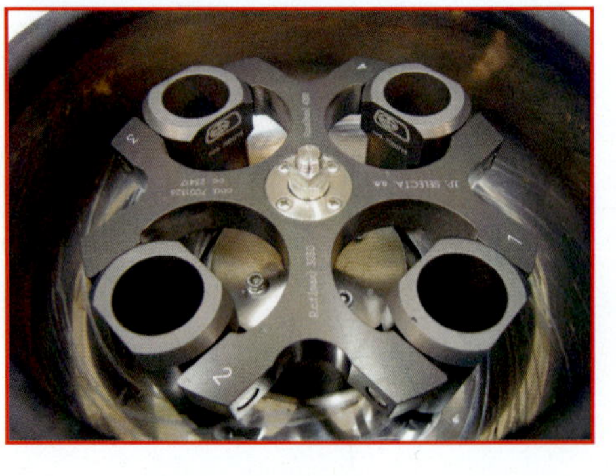

Figura 3. *Citocentrífuga.*

Recuerda que, dependiendo del tipo de líquido, debemos usar un tiempo y unas revoluciones distintas.

Teñidor (Figura 4).	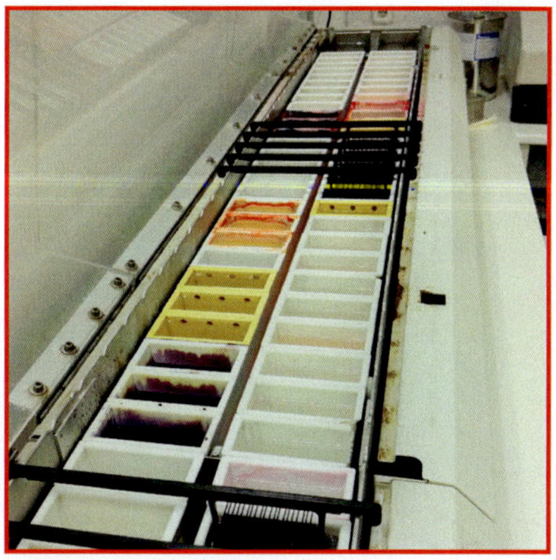 **Figura 4.** *Teñidor.*
Montador (Figura 5).	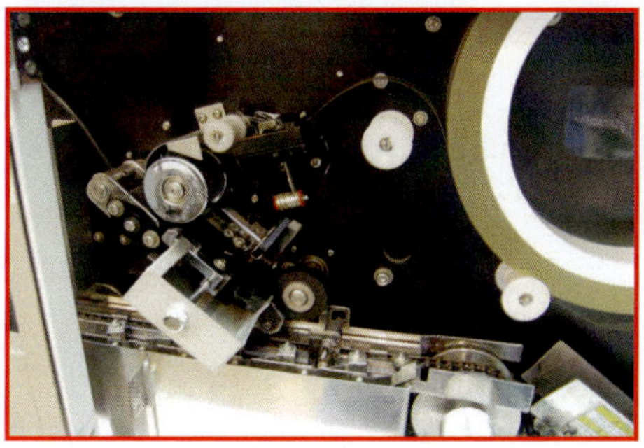 **Figura 5.** *Montador.*
Campana extractora de seguridad (Figura 6).	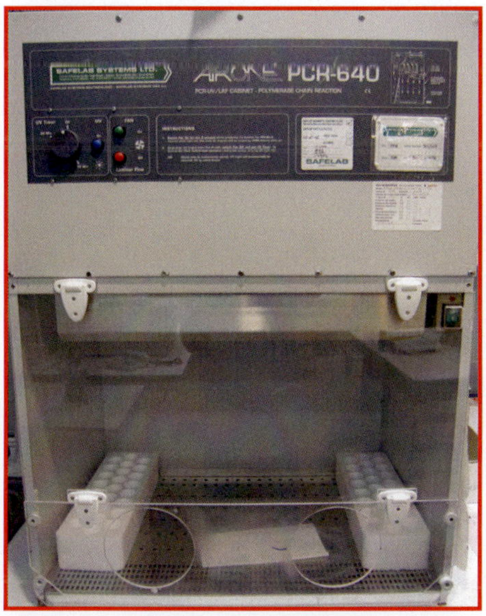 **Figura 6.** *Campana extractora de seguridad.*

Recuerda que para manipular las distintas muestras que llegan a anatomía patológica debemos usar este equipo para protegernos de los distintos patógenos, además de los EPI.

<table>
<tr><td>Portaobjetos (Figura 7).</td><td>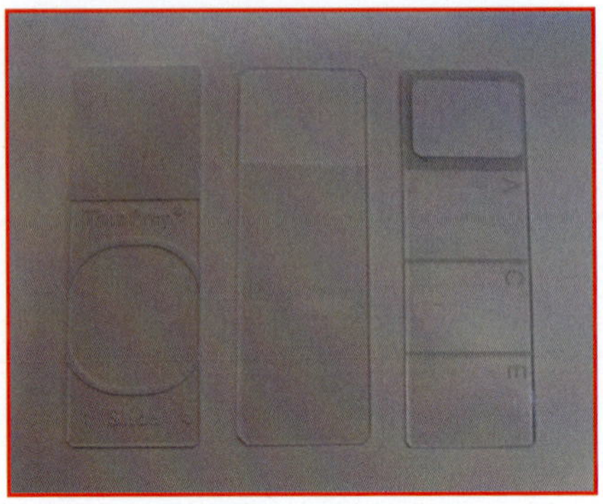
Figura 7. Portaobjetos.</td></tr>
<tr><td>Cubreobjetos (Figura 8).</td><td>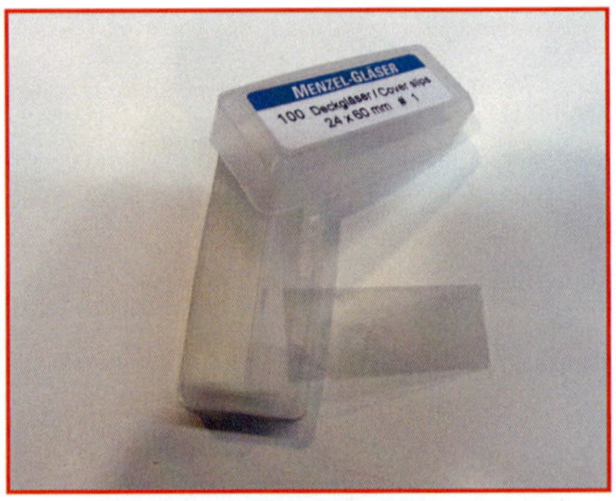

Figura 8. Cubreobjetos.</td></tr>
<tr><td rowspan="2">Cubetas de cristal y plástico de diferentes tamaños con tapa Eppendorf (para citobloque) (Figuras 9 y 10).</td><td>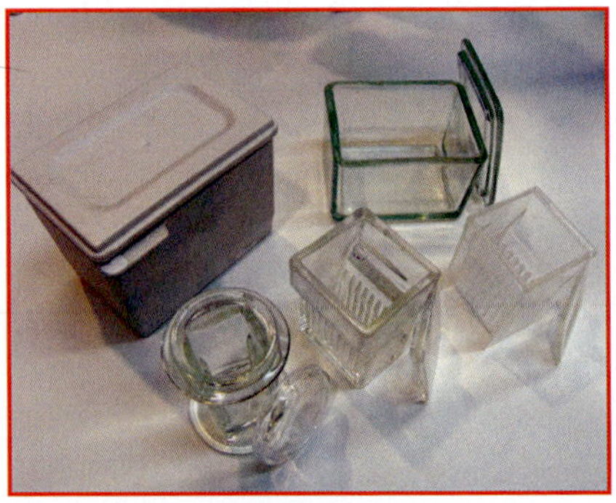
Figura 9. Cubetas de cristal y plástico de distintos tamaños.</td></tr>
<tr><td>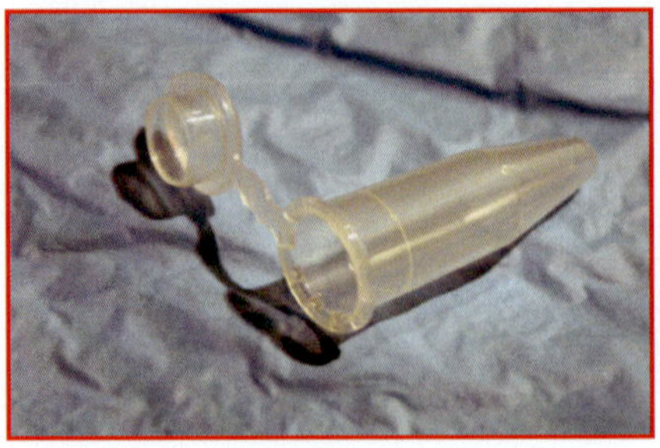
Figura 10. Tubo de microcentrífuga o eppendorff.</td></tr>
</table>

<table>
<tr>
<td>Pinzas sin dientes y tijeras (Figura 11).</td>
<td>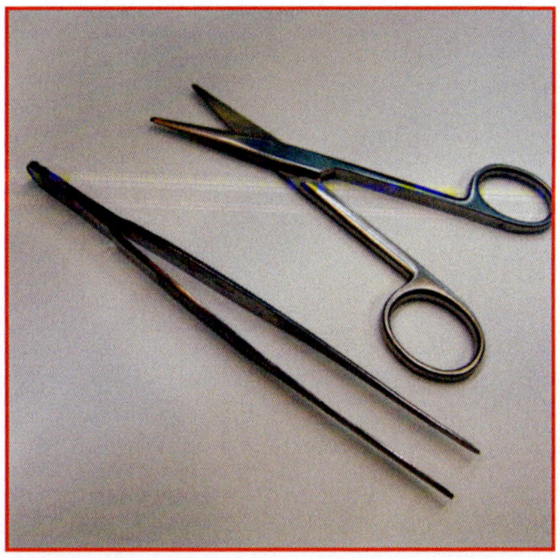
Figura 11. Pinzas sin dientes y tijeras.</td>
</tr>
<tr>
<td>Material volumétrico (Figuras 12 y 13).</td>
<td>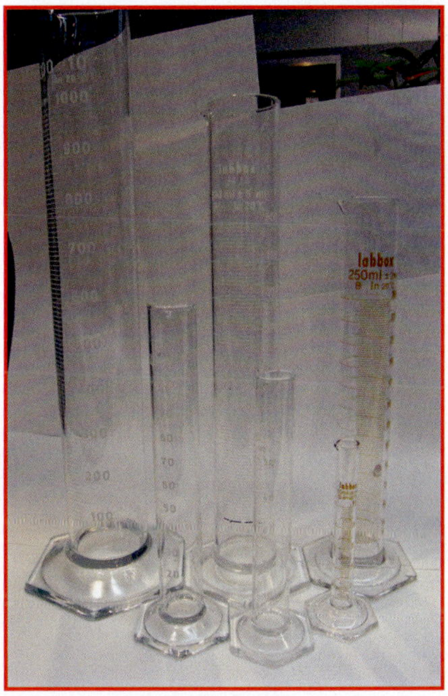
Figura 12. Material volumétrico (probetas).
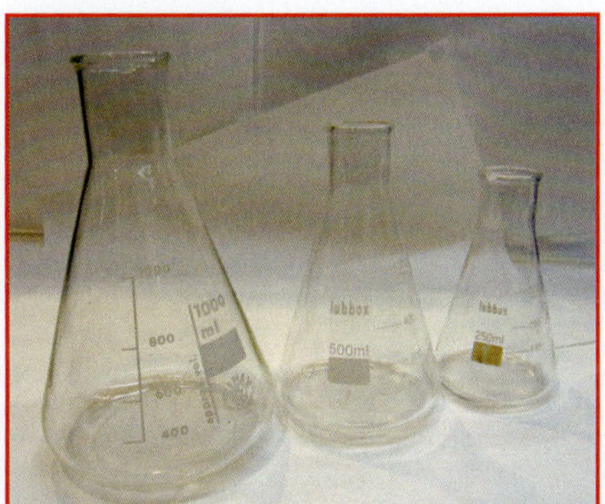
Figura 13. Material volumétrico (matraces).</td>
</tr>
</table>

Pipetas Pasteur de diferentes medidas (Figura 14).	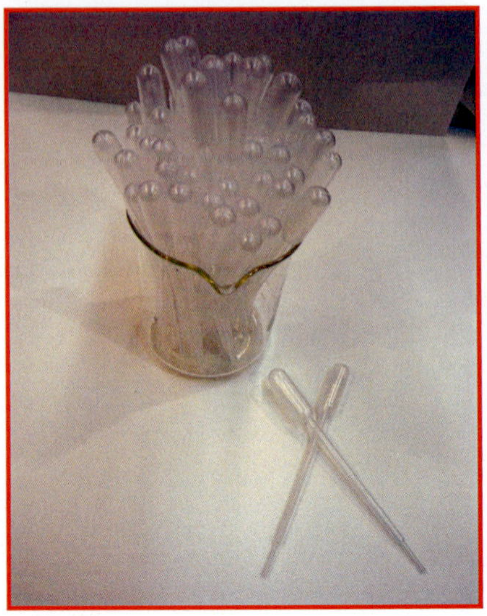 **Figura 14.** *Pipetas Pasteur de diferentes medidas.*
Moldes para citocentrífuga: dependiendo de la técnica que vayamos a usar (convencional o líquida), se usarán citocentrífuga o citoprocesadores (Figura 15).	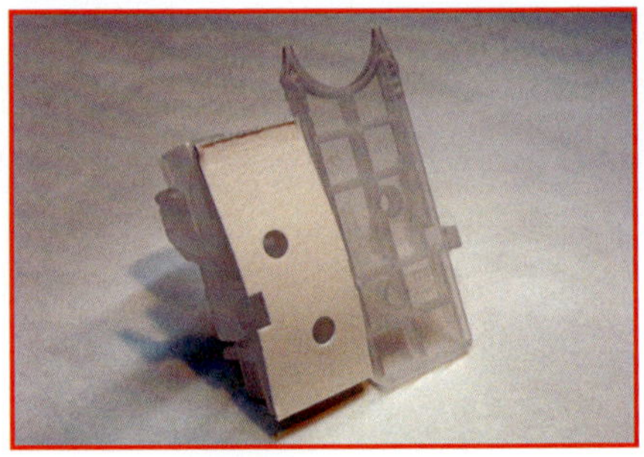 **Figura 15.** *Moldes para citocentrífuga.*
Etanol diferentes graduaciones (50°, 70°, 96° y absoluto): **Metanol.** **Hematoxilina Harris.** **Orange G.** **Eosina alcohólica (EA-50).** **Reactivos 1 (naranja) y 2 (azul) para técnica de Diff-Quick.** **Acetona.** **Tinciones citoquímicas.** **Casetes (para citobloque) (Figura 16).**	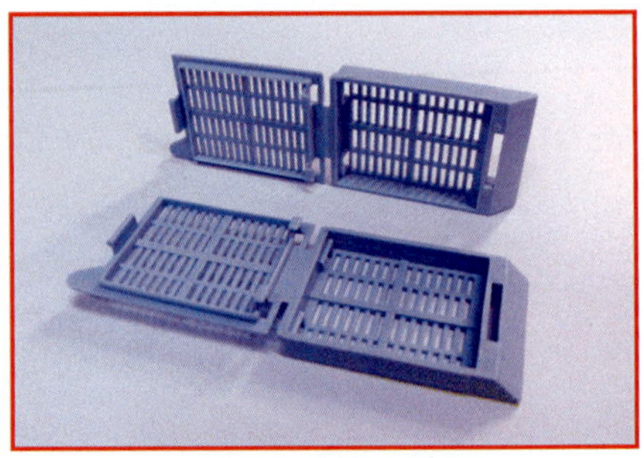 **Figura 16.** *Casetes.*
Citogel (para citobloque).	
Formol (para citobloque).	

2. PROCESADO GENERAL DEL MATERIAL CITOLÓGICO

Dependiendo del tipo de muestra y de la finalidad diagnóstica que se busque de ella, es posible agrupar los procesos en tres grandes grupos.

2.1. Citología exfoliativa corporal

En este grupo se engloban todas las **muestras extraídas de forma no invasiva.** Estas se pueden obtener mediante cepillos, torundas u otros dispositivos que obtengan células descamadas naturalmente (citologías cérvico-vaginales, citologías vaginales simples, citologías de vulva, citología de endometrio, cepillado de mucosa oral, cepillado de mucosa bronquial); también las muestras obtenidas de secreciones naturales del cuerpo (secreciones de pezón, secreciones de otros orificios naturales o no naturales corporales). Además, las muestras obtenidas mediante PAAF (punción aspiración con aguja fina) también se procesan con los mismos procedimientos. El material obtenido mediante PAAF puede provenir de cualquier zona del cuerpo susceptible de ser pinchada sin mayor contraindicación médica.

Las **muestras superficiales** se hacen mediante la vista y el tacto, las PAAF de órganos profundos han de hacerse mediante control ecográfico y manos muy experimentadas.

Las muestras se reciben en anatomía patológica extendidas sobre un portaobjetos que puede estar seco al aire, conservado con fijadores (citoespray) o conservado sumergido en alcohol de 96°.

La manera de procesar estas muestras dependerá de cómo se reciban en el laboratorio y de la tinción que se vaya a hacer. Hay que recordar que es necesario que nos comuniquen si las muestras recibidas en portaobjetos están secas al aire o conservadas en fijador, a simple vista es muy difícil saberlo y podemos tener problemas en su procesado.

Muestra	Tinción	Proceso
Portaobjetos seco al aire	Diff-Quick	Comenzar directamente la tinción con la muestra en seco
	Papanicolaou u otras técnicas	Sumergir en alcohol 96° un mínimo de 15 min para hidratar la muestra de nuevo e iniciar la técnica requerida
Portaobjetos conservado en fijador (citoespray)	Diff-Quick	Sumergir en alcohol 96° un mínimo de 15 min para eliminar el fijador e hidratar la muestra, proceder con la técnica teniendo en cuenta que la técnica está hidratada
	Papanicolaou u otras técnicas	Sumergir en alcohol 96° un mínimo de 15 min para eliminar el fijador e hidratar la muestra de nuevo, iniciar la técnica requerida
Portaobjetos sumergido en alcohol 96°	Diff-Quick	Proceder con la técnica teniendo en cuenta que la técnica está hidratada
	Papanicolaou u otras tinciones	Iniciar la técnica requerida

2.2. Líquidos corporales y orinas

Los líquidos corporales más estudiados en el laboratorio de citología son líquido pleural, líquido peritoneal o ascítico, líquido pericárdico, líquido cefalorraquídeo (LCR), líquido sinovial y orina, tanto de micción espontánea como mediante maniobras de instrumentación (lavado vesical, cateterización o cepillado). Aunque estos son los más estudiados, se puede estudiar cualquier líquido del cuerpo del que se necesiten estudiar sus células.

El método de estudio de estas muestras es el **centrifugado.** Dependiendo de la muestra, se elegirá el tipo de centrífuga y su programa más adecuado.

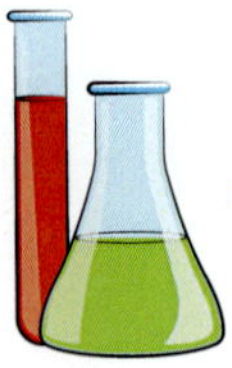

La centrífuga de decantación se utiliza como paso previo, ya que sirve para preparar las muestras para su procesado.

Las centrífugas más utilizadas son las tres siguientes:

- **Centrífuga de decantación:** es un aparato de gran tamaño que se utiliza para concentrar las células de muestras líquidas con grandes volúmenes mediante la fuerza centrífuga y así poder separarlas del medio líquido. Esta máquina se utiliza como paso previo, ya que sirve para preparar estas muestras para su procesado. Dependiendo de la cantidad de material obtenido después de la decantación se seguirá un procedimiento u otro; si se observa que el material obtenido es denso y rico en celularidad se procederá a hacer un citobloque; si por el contrario se obtiene un material más líquido, se extraería y se diluiría en 1 ml de PBS para centrifugarlo de nuevo en una centrífuga tipo Cytospin.
- **Citocentrífuga:** es un aparato de menor tamaño que la centrífuga de decantación y que se utiliza para aglutinar las células de un líquido, con un volumen no superior a 2 ml, sobre un portaobjetos. Este tipo de centrífuga emplea unos recipientes especiales (llamados "citocámaras") en los cuales se coloca un portaobjetos. Estas citocámaras poseen una apertura por donde se introduce el líquido. Acto seguido se coloca el molde cerrado con el portaobjetos y la muestra líquida en el aparato y se centrifuga; así se obtendrá un portaobjetos con una muestra de las células que porta el líquido adheridas a él. El material sobrante y las citocámaras se desechan.
- **Citología en medio líquido:** es un proceso de mayor calidad que los anteriores. Consiste en la absorción de una muestra a través de un filtro que retiene las células hasta que se satura y las deposita sobre un portaobjetos tratado específicamente para tal fin. Así se obtiene una muestra con una mayor calidad y limpieza. Es un procedimiento que cada vez se utiliza más por sus ventajas frente a la citología convencional, pero que no se ha llegado a implantar completamente debido a su alto coste. Este tipo de procesado de muestras se puede utilizar para todo tipo de líquidos, aunque requiere un procesamiento

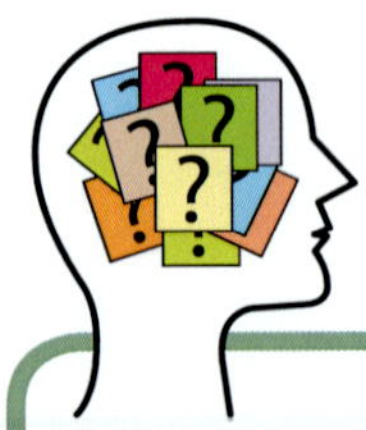

RECUERDA QUE

A la hora de utilizar uno de estos aparatos hay que colocar las muestras de manera compensada (una muestra en frente de otra o un peso enfrente de una muestra), ya que en caso contrario la fuerza centrífuga crearía una vibración que podría llegar a romper las muestras.

previo. Este procesamiento previo dependerá de las especificaciones técnicas del aparato y de los productos.

El **portaobjetos con material** que se obtiene después de la centrifugación ha de sumergirse en alcohol de 96° durante al menos 15 minutos para que se produzca la fijación de las células sobre el cristal y que estas no se desprendan durante el proceso de tinción.

Es importante recordar que la velocidad y el tiempo de centrifugado del líquido dependen de la viscosidad y de su celularidad, y que en ningún caso deben ser elevadas para que no se produzca la lisis celular.

Muestra	Equipo para procesado	Programa de centrifugado
Orina	Citocentrífuga	900 rpm – 15 min
LCR	Citología en medio líquido	Hasta saturación del filtro
Líquido pleural	Citocentrífuga	700 rpm – 10 min
Líquido peritoneal o ascítico	Citocentrífuga	700 rpm – 10 min
Líquido pericárdico	Citocentrífuga	700 rpm – 10 min
Líquido sinovial	Citocentrífuga	900 rpm – 14 min

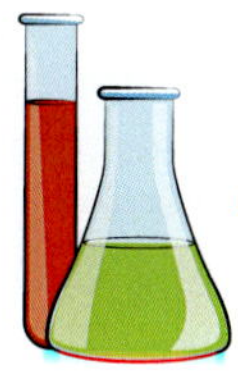

La citología en medio líquido es un proceso de mayor calidad que consiste en la absorción de una muestra a través de un filtro que retiene las células hasta que se satura y las deposita sobre un portaobjetos tratado específicamente para tal fin.

2.3. Vías respiratorias

La citología de vías respiratorias es un tipo de citología exfoliativa. Se puede obtener de varias maneras, dependiendo del tipo de patología que se quiera estudiar.

- **Esputo:** consiste en material obtenido mediante expectoración del paciente (tanto espontánea como inducida). Este tipo de muestra se recibe en fresco. Para su procesado se toma una pequeña muestra, se deposita sobre un portaobjetos y se realiza una extensión (lo más fina posible) con ayuda de otro portaobjetos. Esta operación se repite hasta obtener un número significativo de cristales que represente la totalidad de la muestra. Una vez realizada la extensión hay que sumergir el cristal un mínimo de 15 minutos para la fijación de la muestra en alcohol de 96° antes de la tinción. Las muestras de esputo siempre han de ser manipuladas en un medio seguro ya que pueden contener patógenos respiratorios transmisibles al personal que está procesando la muestra (p. ej., tuberculosis). Han de realizarse siempre bajo campaña extractora.

- **Lavado broncoalveolar (BAL):** el lavado broncoalveolar o bronquial es una técnica que consiste en la inyección de una cantidad variable de suero salino que "lava" el segmento pulmonar y que posteriormente se recoge por medio de aspiración. Esta muestra está cons-

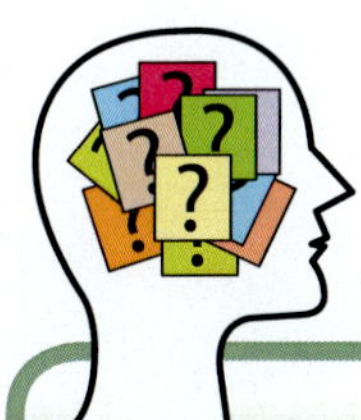

RECUERDA QUE

No existen unas pautas únicas para los procesados, siempre dependerá de la optimización de cada laboratorio.

El esputo consiste en material obtenido mediante expectoración del paciente.

tituida por material mucho menos denso que el esputo. Su procesamiento consiste en la centrifugación del material obtenido en la centrífuga de decantación, se desecha el material sobrenadante y se diluye el material restante en 1 ml de PBS. La dilución obtenida se centrifuga en la centrífuga tipo Cytospin a 500 rpm durante 10 minutos, obteniendo así un portaobjetos con las células adheridas a él, que se debe sumergir en alcohol de 96° durante 15 minutos como mínimo antes de la tinción.

- **Aspirado broncoalveolar (BAS):** al mismo tiempo que se realiza una broncoscopia se aspira material directamente del árbol bronquial. Este material es espeso y denso y su procesamiento es igual que el del esputo. En caso de que el material no sea de una consistencia tan densa y espesa el procedimiento para su proceso es igual que el de lavado bronquial.

3. FUNDAMENTO, REACTIVOS Y PROTOCOLOS DE LAS DIFERENTES TÉCNICAS DE TINCIÓN

El procesamiento de la muestra consiste en tres fases sucesivas: **extensión, fijación** y **tinción.**

El procesamiento de la muestra consiste en tres fases sucesivas: extensión, fijación y tinción.

3.1. Técnicas rutinarias

Las técnicas más utilizadas para la tinción de citologías en el laboratorio son las siguientes:

- **Papanicolaou:** es una de las técnicas más utilizadas, ya que permite ver una gran cantidad de detalles citológicos sobre los que se basa el diagnóstico. Esta técnica se utiliza para teñir cualquier tipo de muestra citológica (Figuras 17 y 18). Los colorantes utilizados son:
  - **Hematoxilina:** se utiliza como colorante nuclear que tiñe el núcleo de las células de un color azul oscuro. La más utilizada es la hematoxilina de Harris, aunque también se pueden utilizar otras como la hematoxilina de Lillie-Mayer.
  - **Orange G:** junto al EA-50, constituye el tándem de reactivos que más se utilizan para la tinción del citoplasma. Este compuesto tiñe de color naranja los citoplasmas de las células que contienen queratina (como las células de los carcinomas epidermoides).
  - **EA-50:** es la solución de eosina alcohólica más utilizada. Recibe este nombre por tener cantidades variables de otros compuestos (EA-36, EA-50, EA-65). Es, junto al Orange G, el responsable de la tinción del citoplasma celular.

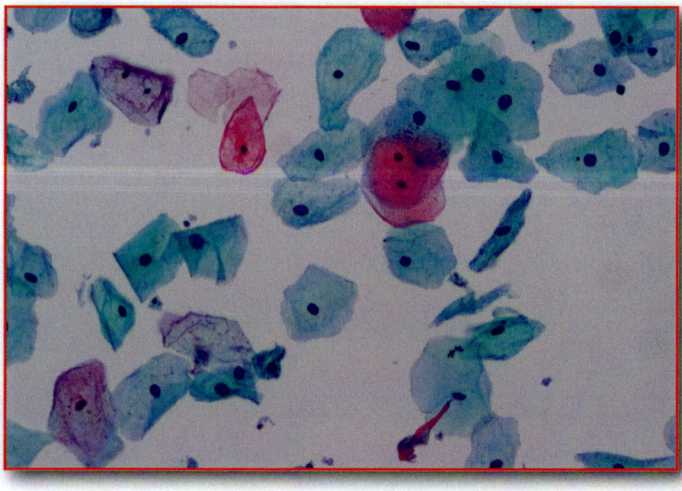

Figura 17. *Papanicolau.*

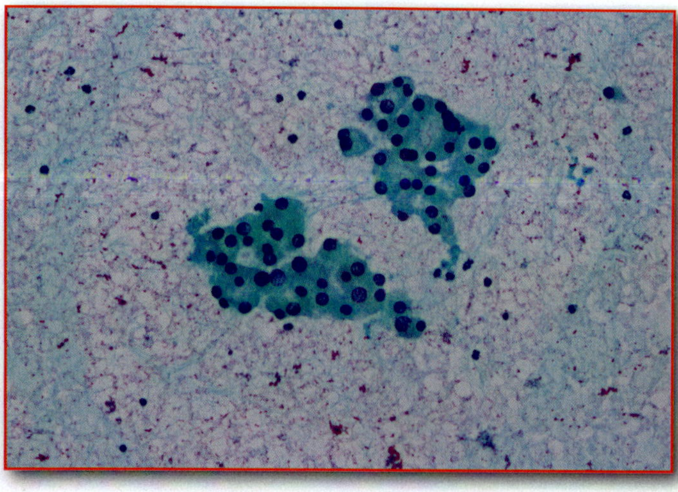

Figura 18. *Papanicolau.*

Las preparaciones previamente fijadas pasan a:

Agua corriente	3 min
Hematoxilina de Harris	3 min
Agua corriente	Lavar durante 2 min
Alcohol 96°	1 min
Orange G	1 min
Alcohol 70°	15 inmersiones sucesivas
Alcohol 70°	15 inmersiones sucesivas
Alcohol 96°	15 inmersiones sucesivas
EA-50	5 min
Alcohol 96°	15 inmersiones sucesivas
Alcohol 96°	15 inmersiones sucesivas
Alcohol 96°	15 inmersiones sucesivas
Alcohol absoluto	15 inmersiones sucesivas
Alcohol absoluto	15 inmersiones sucesivas
Xilol	15 inmersiones sucesivas
Xilol	15 inmersiones sucesivas
Montaje	

Para que los reactivos se mantengan limpios más tiempo se puede escurrir sobre papel de filtro las extensiones antes de pasarlas al siguiente reactivo.

No hay que olvidar renovar una vez por semana todas las soluciones de la batería de tinción para que la coloración celular sea óptima.

- **Diff-Quick:** esta técnica se realiza sobre extensiones secadas al aire. La técnica consiste en la combinación de dos coloraciones

RECUERDA QUE

Los tiempos de los colorantes pueden variar dependiendo de la casa comercial.

sucesivas. Esta tinción resalta detalles celulares y los distintos componentes del fondo como el colágeno, la mucina o el coloide. En la actualidad se utilizan dos colorantes comerciales: colorante I (naranja) y colorante II (azul) que nos proporcionan una gama cromática muy amplia, ya que tiñen las distintas estructuras de diferentes colores (neutrófilos: rosa, eosinófilos: marrón rojizo, basófilos: púrpura, núcleos celulares: azul violáceo, citoplasmas: de azul claro a rosa) (Figuras 19 y 20).

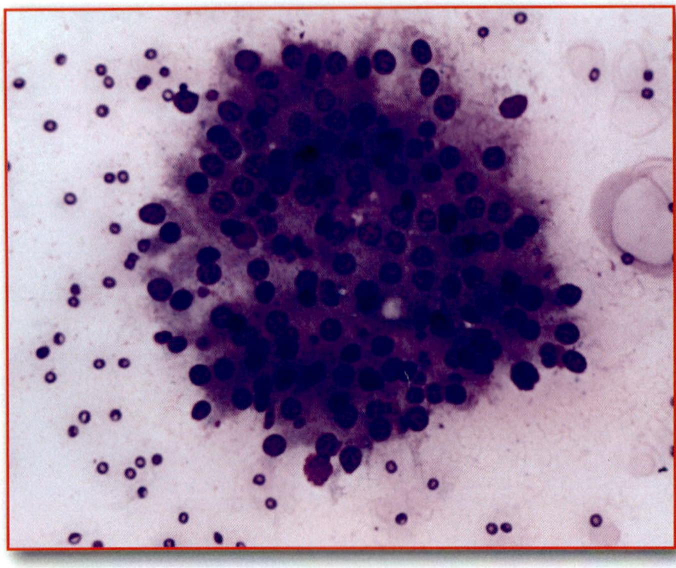

Figura 19. *Diff-Quick.*

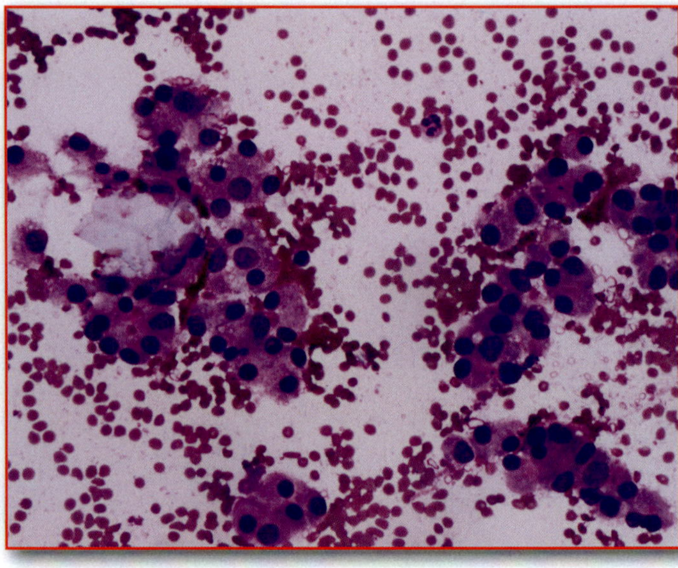

Figura 20. *Diff-Quick.*

Las muestras, una vez secas completamente, pasan a:

Metanol	15 segundos
Reactivo I (naranja)	30 segundos
Reactivo II (azul)	45 segundos
Agua corriente	Lavar con abundante agua
Si la coloración no es satisfactoria, la tinción puede volver a repetirse sin necesidad de decolorar la muestra, sumergiríamos el cristal de nuevo en el reactivo I o II y continuaríamos el proceso	
Secar al aire	El tiempo que sea necesario
Xilol	15 inmersiones sucesivas
Montaje	

Para que los reactivos se mantengan limpios más tiempo se puede escurrir sobre **papel de filtro** las extensiones antes de pasarlas al siguiente reactivo.

Después de realizar esta técnica sobre una citología sería posible realizar la técnica de Papanicolaou sobre esta sin necesidad de decolorarla previamente.

- **Hematoxilina-eosina:** esta técnica es muy utilizada no solo en citología, sino también en histología (llegando a ser la tinción más utilizada para esta última). Consta de dos partes: **la tinción celular** y la **tinción citoplasmática.** Existen múltiples variantes, según el tipo de hematoxilina que se utilice.
  - Hematoxilina: existen varios tipos; las más utilizadas son la de Harris (se utiliza si la muestra se seca al aire) y la de Carazzi (si la muestra se fija en alcohol de 96°). Colorea el núcleo celular confiriéndole un color azul-azul oscuro (Figura 21).
  - Eosina: es el colorante de contraste. Colorea el citoplasma celular en tonos rosáceos o anaranjados (Figura 22).

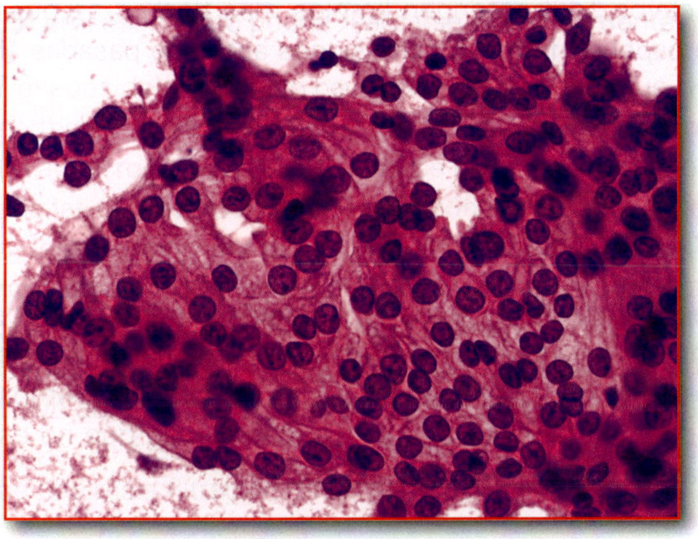

Figura 21. *Hematoxilina-eosina.*

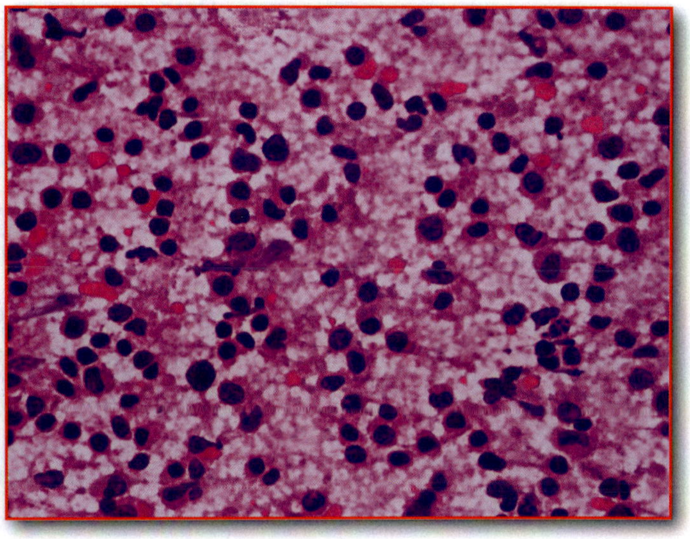

Figura 22. *Hematoxilina-eosina.*

Si la muestra se recibe secada al aire:

Hematoxilina de Harris	1 min
Agua corriente	Lavar en abundante agua
Eosina	10 inmersiones sucesivas
Alcohol 96°	15 inmersiones sucesivas
Alcohol 96°	15 inmersiones sucesivas
Alcohol absoluto	15 inmersiones sucesivas
Alcohol absoluto	15 inmersiones sucesivas
Xilol	15 inmersiones sucesivas
Xilol	15 inmersiones sucesivas
Montaje	

La hematoxilina-eosina es una técnica muy utilizada no solo en citología, sino también en histología. Consta de dos partes: la tinción celular y la tinción citoplasmática.

Procedimiento	Equipo	Programa
Centrifugar todo el material	Centrífuga de decantación	10 min a 2.000 rpm
Decantar		
Añadir 10 ml de etanol		
Centrifugar	Centrífuga de decantación	10 min a 2.000 rpm
Decantar sobrenadante		
Añadir sobre la muestra el citogel previamente calentado para que esté líquido		
Meter el tubo con la muestra al congelador unos minutos para que el citogel se solidifique		
Extraer del tubo la muestra		
Envolver la muestra en papel de arroz		
Meterlo en un casete y procesar como una biopsia		

Hay que recordar que la realización de un citobloque facilita determinados estudios, como los de inmunohistoquímica, ya que en ocasiones estos estudios obligan a realizar una cantidad elevada de cortes o muestras.

- **Máquina:** en la actualidad comienzan a aparecer aparatos que realizan todo el proceso automáticamente, desde la muestra líquida hasta la muestra incluida en parafina.

RESUMEN

- ✓ La citología es una **pieza diagnóstica** muy importante. Todos los procesos que se siguen para el diagnóstico de patologías están muy estandarizados y prácticamente son los mismos en todos los laboratorios, con pocas variantes; por ejemplo, la tinción de Papanicolaou como proceso de rutina está extendida por todo el mundo.

- ✓ La **calidad de una preparación citológica** depende tanto de la obtención como de su envío y procesado en el laboratorio. Todo el material que llega al laboratorio de citología debe venir acompañado tanto de la información clínica como de la enfermedad que se sospecha y que ha de ser objeto de estudio. A la hora de **procesar** las distintas muestras hay que tener claro qué tipo de material tenemos en nuestras manos y saber identificar el tipo de procesado que debemos llevar a cabo, son muestras únicas y un procesado inadecuado podría acarrear problemas tanto al paciente como al equipo encargado de la muestra.

GLOSARIO

Citología exfoliativa: son las células del cuerpo humano desprendidas de la epidermis, los epitelios que revisten estructuras orgánicas abiertas al exterior y el mesotelio que tapiza las cavidades corporales.

Extensión: preparación para examen microscópico en la que las sustancias de estudio se disponen sobre un portaobjetos con ayuda de otro, de manera que forman una capa muy fina.

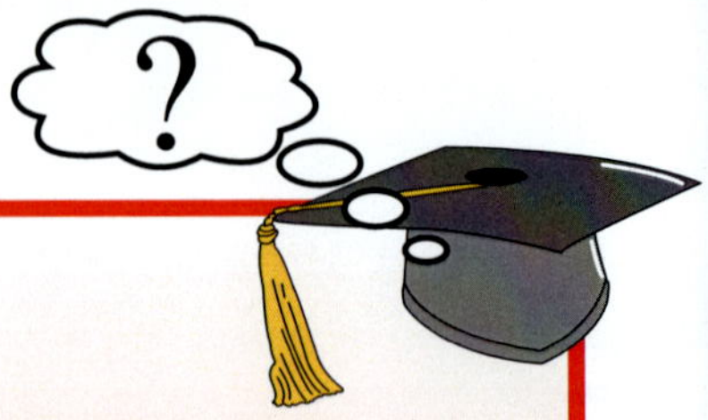

EJERCICIOS

- **E1. Explica cuál es el proceso que se debe seguir para realizar la técnica de Papanicolaou.**
- **E2. Cita y explica brevemente los distintos tipos de procesos que podemos llevar a cabo para la realización de un citobloque.**
- **E3. Explica cuáles son los métodos para conservar una muestra líquida.**
- **E4. Enumera los pasos que hay que seguir para realizar la técnica de Diff-Quick.**
- **E5. Cita y explica los tres tipos de muestras de vías respiratorias que podemos recibir en el laboratorio.**

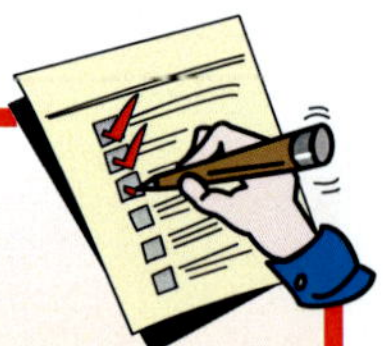

EVALÚATE TÚ MISMO

1. ¿Qué significa PAAF?:

- ❑ a) Punción aspirada de agujas finas.
- ❑ b) Pinchazo ancho con aguja fina.
- ❑ c) Punción acelerada con aguja fina.
- ❑ d) Punción aspiración con aguja fina.

2. ¿Qué significa BAS?:

- ❑ a) Lavado broncoalveolar.
- ❑ b) Aspirado broncoalveolar.
- ❑ c) Aspirado broncoso.
- ❑ d) Biopsia antisarcoma.

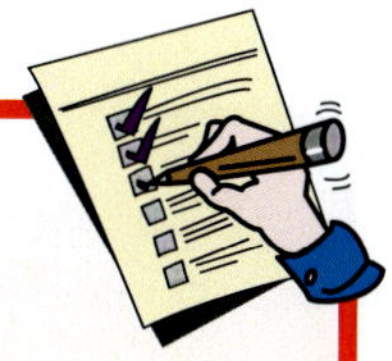

3. ¿Qué significa BAL?:

- ❑ a) Lavado broncoalveolar.
- ❑ b) Biopsia alta lateral.
- ❑ c) Lavado broncoso.
- ❑ d) Biopsia con aguja limpia.

4. ¿Cuánto tiempo ha de estar la muestra en fijador antes de empezar la tinción?:

- ❑ a) 10 min como mínimo.
- ❑ b) 15 min como mínimo.
- ❑ c) 30 min como mínimo.
- ❑ d) 50 min como mínimo.

5. ¿En qué sustancia se fijan las muestras?:

- ❑ a) Agua destilada.
- ❑ b) Hematoxilina de Mayer.
- ❑ c) Hematoxilina de Harris.
- ❑ d) Alcohol 96°.

6. ¿Con qué máquina iniciarías el proceso de una muestra líquida de 470 ml?:

- ❑ a) Centrifugadora tipo Cytospin.
- ❑ b) Centrifugadora medio líquido.
- ❑ c) Centrífuga de decantación.
- ❑ d) Centrifugadora de Eppendorf.

7. ¿Cuáles y en qué orden son los colorantes para la tinción de Papanicolaou?:

- ❑ a) Hematoxilina de Harris-Orange G-EA 50.
- ❑ b) Hematoxilina de Mayer-eosina alcohólica-agua.
- ❑ c) Eosina alcohólica-hematoxilina de Carazzi-Orange G.
- ❑ d) Hematoxilina de Harris-EA 50-Orange G.

8. ¿Cuánto tiempo de tinción requiere el EA-50?:

- ❑ a) 3 min.
- ❑ b) 5 min.
- ❑ c) 7 min.
- ❑ d) 50 min.

9. ¿Cuál no es un tipo de hematoxilina?:

- ❑ a) Hematoxilina de Mayer-Lillie.
- ❑ b) Hematoxilina de Harris.
- ❑ c) Hematoxilina de Carazzi.
- ❑ d) Hematoxilina de Genciana.

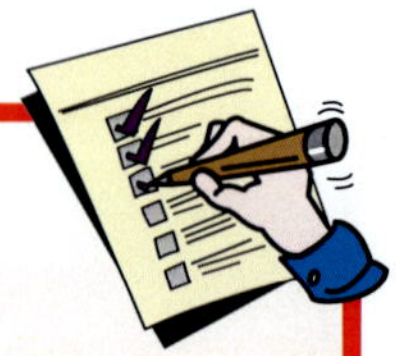

10. ¿Cuál es el paso previo a la técnica de Diff-Quick?:

- ❑ a) Alcohol 96°.
- ❑ b) Metanol.
- ❑ c) Acetona.
- ❑ d) Secar al aire.

11. ¿Cuánto tiempo puede permanecer a temperatura ambiente una muestra antes de ser procesada?:

- ❑ a) Hasta 12 horas.
- ❑ b) De 12 a 24 horas.
- ❑ c) Hasta 2 semanas.
- ❑ d) No se puede conservar a temperatura ambiente.

12. ¿Cuál es el periodo máximo que se puede conservar una muestra utilizable para estudio?:

- ❑ a) 2 horas.
- ❑ b) 12 horas.
- ❑ c) 24 horas.
- ❑ d) 2 semanas.

13. ¿Con qué procedimiento conservaremos una muestra citológica líquida para que siga siendo utilizable el máximo periodo de tiempo posible?:

- ❑ a) La dejaremos a temperatura ambiente.
- ❑ b) La refrigeraremos a 4 °C.
- ❑ c) Diluiremos la muestra en un volumen igual a ella en alcohol de 50°.
- ❑ d) Es imposible conservar una muestra, ha de desecharse después de hacer el estudio.

14. ¿Cuál no es un método de elaboración de citobloques?:

- ❑ a) Coágulo.
- ❑ b) Eppendorf.
- ❑ c) Citogel.
- ❑ d) Citotubo.

15. ¿Cuál es el programa que utilizaremos en la centrífuga de decantación para hacer un citobloque?:

- ❑ a) 5 min a 1.000 rpm.
- ❑ b) 10 min a 2.000 rpm.
- ❑ c) 20 min a 4.000 rpm.
- ❑ d) 40 min a 8.000 rpm.

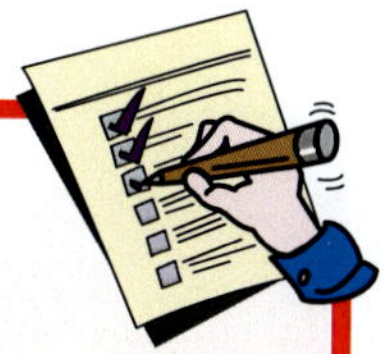

SOLUCIONES

EVALÚATE TÚ MISMO

http://www.aranformacion.es/_soluciones/index.asp?ID=20